खतरनाक यौनजनित रोग और एड्स

डॉ. प्रेमचन्द्र स्वर्णकार
(एम.बी.बी.एस., एम.डी.)

समझदार पेपरबैक्स
राधाकृष्ण

समझदार पेपरबैक्स में
पहला संस्करण : 2010

राधाकृष्ण पेपरबैक्स : उत्कृष्ट साहित्य के जनसुलभ संस्करण

राधाकृष्ण प्रकाशन प्रा. लि.
7/31, अंसारी रोड, दरियागंज
नई दिल्ली-110 002
शाखाएँ : अशोक राजपथ, साइंस कॉलेज के सामने, पटना-800 006
पहली मंजिल, दरबारी बिल्डिंग, महात्मा गांधी मार्ग, इलाहाबाद-211 001
वेबसाइट : www.radhakrishanprakashan.com
ई-मेल : info@radhakrishanprakashan.com

मुद्रक : बी.के. ऑफसेट
नवीन शाहदरा, दिल्ली-110 032
द्वारा मुद्रित

आवरण : मनोज कुमार

मूल्य : रु. 60.00

KHATARNAK YON JANIT ROG AUR AIDS
by Dr. Premchandra Swarnkar

ISBN : 978-81-8361-381-1

खतरनाक यौनजनित रोग और एड्स

नाम : डॉ. प्रेमचन्द्र स्वर्णकार

शिक्षा : बी.एस.सी., एम.बी.बी.एस., एम.डी. (पैथॉलाजी)।

पद : इंडियन मेडीकल एसोसिएशन, शाखा हटा (दमोह) के संस्थापक सचिव।
मुम्बई से प्रकाशित 'हेल्थ और न्यूट्रिशन' पत्रिका के विशेष सलाहकार समिति के मानद सदस्य। साहित्यिक सांस्कृतिक संस्था 'समवेत' के संस्थापक अध्यक्ष। म.प्र. स्वास्थ्य सेवा में चिकित्सा अधिकारी। म.प्र. लेखक संघ दमोह इकाई के अध्यक्ष।

लेखन-प्रकाशन/प्रसारण/गतिविधियाँ : छात्र जीवन से ही साहित्य लेखन में रुचि, महाविद्यालयीन पत्रिका तथा साहित्यिक पत्रिका समवेत का सम्पादन, मूलतः गद्यकार। कविताएँ, लघुकथाएँ, कहानियाँ, व्यंग्य एवं चिकित्सा विज्ञान सम्बन्धी लेख विगत 30 वर्षों से अनवरत रूप से देश की प्रमुख पत्र-पत्रिकाओं में छपते आ रहे हैं। आकाशवाणी एवं दूरदर्शन से भी कई स्वास्थ्य सम्बन्धी वार्ताएँ एवं विभिन्न साहित्यिक रचनाएँ प्रसारित। समय समय पर स्कूल महाविद्यालयों में एड्स, कुपोषण, टीकाकरण, रक्तदान सम्बन्धी वक्तव्य देने के साथ जागरुकता अभियानों में सक्रिय भूमिका।

पुस्तकें : अभी तक चिकित्सा विज्ञान पर दो दर्जन से अधिक पुस्तकें दिल्ली की स्तरीय प्रकाशन संस्थाओं से प्रकाशित। एड्स पर हिन्दी की पहली किताब 'महारोग एड्स' के अलावा 'रोगों से कैसे बचें', 'बचिए स्वास्थ्य के दुश्मनों से', 'संक्रामक रोगों से बचाव', 'बीमारियाँ गलत खान-पान की', 'अच्छे भोजन से अच्छा स्वास्थ्य', 'सतर्कता बरतें, स्वस्थ रहें', 'सन्तुलित भोजन', 'पाँच सहोदर बीमारियाँ', 'आहार और कुपोषण की बीमारियाँ', 'बीमारी और बचाव', 'हमारा आहार और स्वास्थ्य' इत्यादि पुस्तकों के साथ ही पोषण एवं कुपोषण टीकाकरण, हृदय रोग, कैंसर जैसे गम्भीर रोगों पर लगभग 15 लघु पुस्तिकाएँ प्रकाशित। साथ ही 'नहीं यह व्यंग्य नहीं है' एवं 'मीटिंग चालू आहे' व्यंग्य संग्रह भी प्रकाशित। इसके अलावा एक काव्य संकलन 'मायने बदल चुके हैं' प्रकाशित एवं लघुकथा संकलन 'टुकड़ा टुकड़ा सच' एवं स्वास्थ्य सम्बन्धी कुछ और महत्त्वपूर्ण पुस्तकें भी प्रकाशनाधीन।

पुरस्कार/सम्मान : सन् 1992 में 'महारोग एड्स' पुस्तक के लिए विज्ञान एवं प्रौद्योगिकी मन्त्रालय भारत सरकार का डॉ. मेघनाद साहा राष्ट्रीय पुरस्कार (प्रथम) दिया गया। मध्यप्रदेश आंचलिक साहित्यकार परिषद् का डॉ. शैलेन्द्र खरे स्मृति सम्मान। राजभाषा विभाग, बिहार सरकार द्वारा आर्यभट्ट पुरस्कार। 'रोगों से कैसे बचें' पुस्तक पर सन् 2000-2002 का डॉ. मेघनाद साहा राष्ट्रीय पुरस्कार, साथ ही स्वास्थ्य एवं परिवार कल्याण मन्त्रालय, भारत सरकार का राष्ट्रीय पुरस्कार। 'सन्तुलित भोजन' पुस्तक पर राजीव गांधी राष्ट्रीय पुरस्कार 2007-08 भी मिला।

सम्प्रति : एड्स, क्षयरोग, मलेरिया, कुष्ठ रोग, टीकाकरण और कुपोषण जैसी स्वास्थ्य समस्याओं के प्रति लोगों को जाग्रत करने और उनकी रोकथाम में संलग्न साथ ही हिन्दी साहित्य का सृजन भी।

संपर्क – गायत्री नगर, दमोह (म.प्र.) पिन–470661, मोबाइल : 094254-06173, दूरभाष : 07812-221260

आवरण : मनोज कुमार

भूमिका

विश्व में चार करोड़ से ऊपर और भारत में 25 लाख से ज्यादा एड्स संक्रमित हैं। संख्या की दृष्टि से विश्व में भारत का तीसरा स्थान है।

भयानक रोग एड्स का यौन-रोगों से घनिष्ठ सम्बन्ध है। यह देखा गया है कि यौन-रोगियों में एड्स रोग अथवा एड्स विषाणु संक्रमण अन्य व्यक्तियों की अपेक्षा अधिक होता है। दोनों तरह की बीमारियों में कुछ समानता भी है, जैसे– यौनजनित रोग तथा एड्स, यौन सम्पर्क द्वारा अधिक फैलता है। यौन रोगी या तो वेश्याओं के पास जाते हैं अथवा उनके प्रायः एक से अधिक यौन सहभागी होते हैं। इसलिए उनमें एड्स संक्रमण होने का खतरा भी बना रहता है। इसके अलावा जिन एड्स संक्रमित रोगियों में संक्रमण यौन सम्पर्क द्वारा होता है, उनमें से अधिकतर रोगियों में कोई-न-कोई यौनजनित बीमारी भी पाई गई है।

अब प्रश्न उठता है कि यौन-रोगियों को एड्स के संक्रमण का खतरा अधिक मात्रा में क्यों होता है? इसका प्रमुख कारण तो यह है कि यौन रोगियों (चाहे वह स्त्री हो या पुरुष) के यौन अंगों में छाले या घाव हो जाते हैं, जिससे यौन सम्बन्ध के दौरान क्षतिग्रस्त रक्त वाहिकाओं द्वारा ये विषाणु खून में पहुँच जाते हैं एवं स्वस्थ स्त्री अथवा पुरुष रोगग्रस्त हो जाते हैं। तिरुपति के एक 50 वर्षीय विधुर को रोग इसी तरह हुआ था। 18 नवम्बर, 1998 को वह एच. वी. आर. हास्पिटल, तिरुपति में आया। जाँच करने पर पता चला कि उसके शिश्न पर एक घाव था जो इलाज के बावजूद ठीक नहीं हो पा रहा था। चिकित्सक

द्वारा पूछने पर उसने कई औरतों से यौन-सम्बन्धों की बात भी स्वीकार की। तीन दिन पश्चात उस रोगी को अस्पताल में भरती कर दिया गया। यौन रोगों के लिए की जानेवाली जाँच, वी. डी. आर. एल. के परिणाम तो इस मरीज में धनात्मक पाए ही गए साथ ही एड्स विषाणु (एच. आई. वी.) के लिए की जानेवाली जाँचों के परिणाम भी धनात्मक मिले। यह छोटी-सी पुस्तिका गागर में सागर है जो सभी यौन रोगों के साथ भयंकर रोग एड्स की जानकारी और बचाव के बारे में आपको बतलाएगी।

– डॉ. प्रेमचन्द्र स्वर्णकार

(एम.बी.बी.एस., एम.डी.)

अनुक्रम

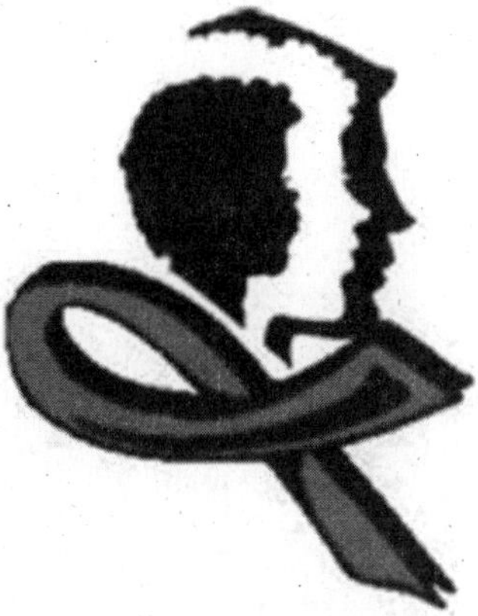

ख़तरनाक यौनजनित रोग

- कारण
- चिकित्सा
- और बचाव

यौन रोगियों को एड्स संक्रमण का खतरा अधिक है

भारत में यौन रोगियों की संख्या बहुत अधिक है। एक अनुमान से यहाँ लगभग 5% आबादी विभिन्न तरह के यौन रोगों से ग्रसित है। इसका मतलब यह हुआ कि लगभग साढ़े पाँच करोड़ व्यक्तियों को कोई-न-कोई यौनजनित बीमारी है। देश में यौन रोगों को छिपाने की प्रवृत्ति भी बहुत ज्यादा है। प्रायः सभी यौन रोग दवाइयों से ठीक हो जाते हैं, लेकिन शर्म और सच सामने आ जाने के डर से लोग इन रोगों को छिपाए रखते हैं और इलाज भी नहीं कराते। अब जबकि देश में एड्स रोग द्रुत गति से फैल रहा है—यौनजनित बीमारियों पर नियन्त्रण रखना अत्यन्त आवश्यक हो गया है। यह नियन्त्रण लोगों को सही जानकारी देकर कम किया सकता है तथा यौन रोगियों को एड्स संक्रमण का खतरा अन्य लोगों की अपेक्षा दस गुना अधिक होता है। इसलिए एड्स संक्रमण के मामले में यौन रोगियों को अधिक खतरेवाले समूह में रखा गया है।

यौनजनित रोग क्या है?

जैसा कि नाम से ही स्पष्ट है कि जो बीमारियाँ यौन सम्पर्क द्वारा होती हैं, उन्हें यौनजनित रोग कहते हैं। ये रोग कई तरह के होते हैं और अज्ञानतावश यौन सहभागी परस्पर एक-दूसरे को रोग बाँटते रहते हैं। यौन रोगों के जीवाणु रोगी की जननेन्द्रियों में उपस्थित होते हैं और सहवास के दौरान अन्य साथी के जननांगों में पहुँचकर रोग उत्पन्न करते हैं। कुछ रोग एककोशीय परजीवी एवं विषाणु द्वारा फैलते हैं। हमें यह समझ लेना चाहिए कि प्रायः सभी यौन रोगों का पर्याप्त इलाज मौजूद

यौन रोग कैसे फैलते हैं ?

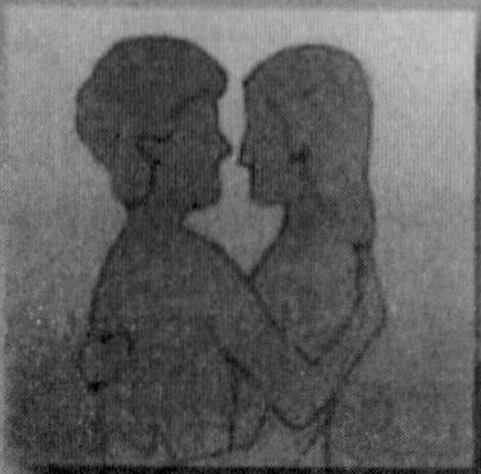

यौन रोगी के साथ असुरक्षित,
(बिना कण्डोम के)
यौन संपर्क द्वारा

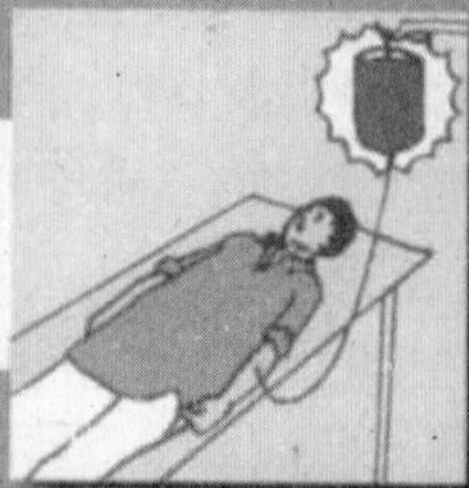

यौन रोगी का रक्त
स्वस्थ व्यक्ति
को देने से

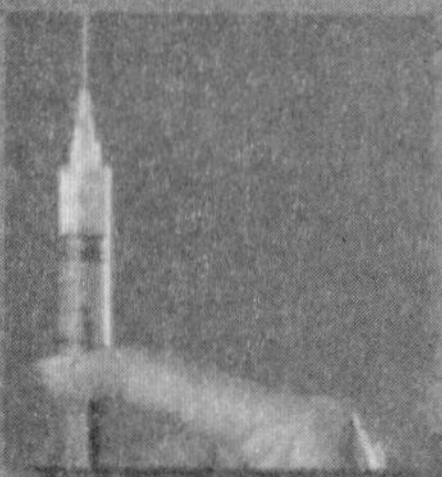

यौन रोगी द्वारा प्रयोग
की गई इंजेक्शन की सुई/सिरींज
को बिना उबाले/बदले
स्वस्थ व्यक्ति पर
प्रयोग द्वारा

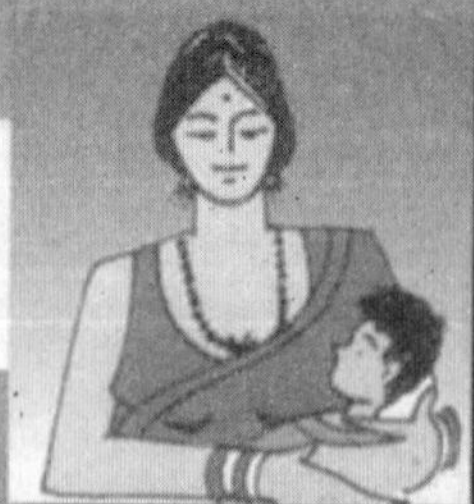

सिफलिस जैसे यौन रोग
गर्भवती माँ से उसके शिशु
को भी हो सकता है

है, अतः यौन सम्बन्धी नीचे बतलाई कोई भी तकलीफ होने पर तुरन्त चिकित्सक को दिखलाना चाहिए।

यौन रोगों के कुछ प्रमुख लक्षण

1. जननांगों (लिंग अथवा योनि) पर घाव अथवा छाले होना।
2. गुप्तांगों से मवाद या अन्य तरह का पदार्थ निकलना।
3. मूत्र-त्याग के समय जलन एवं दर्द होना।
4. जाँघों की लसिका ग्रन्थियों (गाँठों) का बढ़ना या छूने से दर्द होना।
5. गुप्तांगों में खुजलाहट या जलन होना।
6. पेट के निचले हिस्से में दर्द होना।

एक बात ध्यान देने योग्य है कि कुछ यौन बीमारियाँ शुरू में बगैर किन्हीं लक्षणों के भी शरीर में मौजूद रह सकती हैं, जो बाद में भयंकर रूप धारण कर लेती है।

प्रमुख यौनजन्य रोग

वैसे तो बहुत से यौन रोग (अथवा गुप्त रोग) फैलते हैं, लेकिन यहाँ सामान्यतः होनेवाले कुछ रोगों का संक्षिप्त वर्णन किया जा रहा है।

1. सुजाक (गॉनोरिया) : यह रोग गोनोकॉकस नामक जीवाणु द्वारा होता है। संक्रमित व्यक्ति से यौन सम्पर्क के 2 से 5 दिन पश्चात् पेशाब के रास्ते में जलन और दर्द होता है। पेशाब बार-बार लगता है और तकलीफ से पेशाब उतरती है। मूत्र मार्ग से स्राव भी निकलता है जो गाढ़ा, हल्के हरे-पीले रंग का होता है।

यदि रोग का इलाज न किया जाए तो 10 से 14 दिन के अन्दर

रोग और भी अन्दर तक बढ़ जाता है। वैसे सही इलाज से यह रोग जल्दी ठीक हो जाता है। अतः रोग का शीघ्र इलाज शुरू करना चाहिए।

2. शेंक्रॉयड (आतशक) : यह भी एक तरह की जीवाणु अथवा बैक्टीरिया द्वारा फैलनेवाला रोग है। इसके कारण जननांगों पर छाले पड़ जाते हैं। रोगग्रसित व्यक्ति से यौन सम्पर्क के लगभग एक सप्ताह पश्चात् यौन रोग के लक्षण मिलना आरम्भ होते हैं।

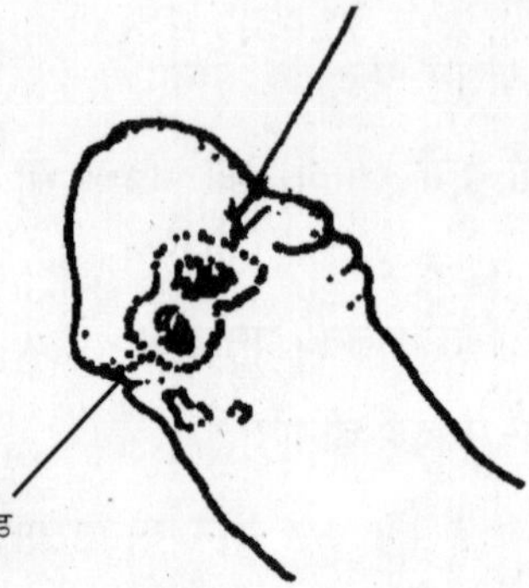

चित्र 1 : यौनजनित रोग

शिश्न अथवा योनि में छालों के साथ ही जाँघों की लसिका ग्रन्थियों में सूजन भी आ जाती है। यह बीमारी वेश्यावृत्ति वाले इलाकों तथा गन्दे रहन-सहन वाले लोगों में अधिकतर पाई जाती है। रोग इलाज से बिलकुल ठीक हो जाता है, लेकिन यदि इलाज न किया जाए तो रोग के कारण शिश्न के आकार में विकृति तक आ सकती है। अतः इन रोगों के प्रति असावधान नहीं रहना चाहिए। कई मामलों में रोग से कई जटिलताएं उत्पन्न हो जाती हैं।

3. ट्रायकोमोनियासिस : यह बीमारी भी यौन सम्पर्कों से स्वस्थ व्यक्तियों में हो जाती है। बीमारी का कारण ट्राइकेमोनास वेंजाइनेलिस नामक एककोशीय परजीवी प्राणी होता है। भारत में यह रोग बहुत ही सामान्य है। यह रोग स्त्रियों में अक्सर हो जाता है।

यौन रोगों के पुरुष एवं महिलाओं में लक्षण

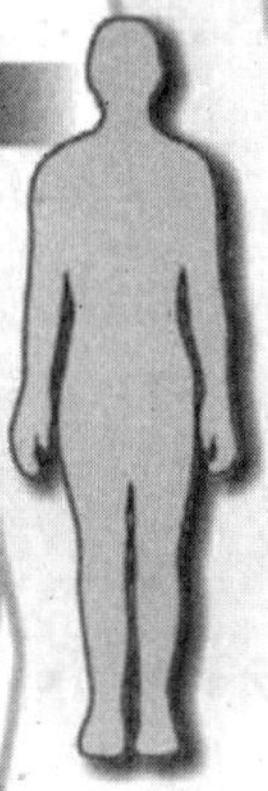

पुरुषों में

- लिंग से मवाद का बहना
- गुप्त भागों में या आस-पास घाव या फोड़े-फुंसी होना
- लिंग में खुजली या सूजन होना
- पेशाब के दौरान जलन या दर्द होना

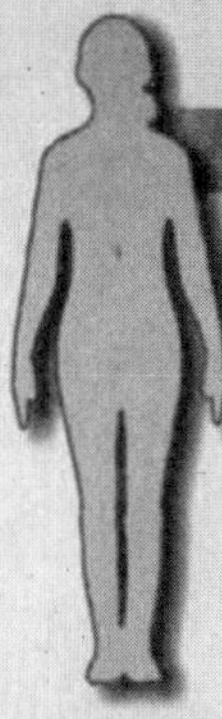

महिलाओं में

- योनि से, गाढा सफेद बदबूदार पानी का बहना
- गुप्त भागों में या आस-पास घाव या फोड़े-फुंसी होना
- योनिमार्ग के आस-पास खुजली या जलन होना
- यौन सम्पर्क के दौरान दर्द
- पेशाब के दौरान जलन या दर्द होना

कई बार यौन रोग से पीड़ित व्यक्ति बिल्कुल स्वस्थ दिखाई देते हैं।
कुछ यौन रोगों में कोई भी लक्षण प्रकट नहीं होते, खास तौर से स्त्रियों में।

यौन रोग क्या नुकसान पहुँचा सकते हैं?

- यौन रोगों से पुरुषों में कमजोरी, मानसिक परेशानी हो सकती है। महिलाओं में बार-बार गर्भ का गिरना, मृत शिशु का जन्म लेना या शिशु में पैदायशी दोष जैसी समस्याएं पैदा हो सकती है।
- निश्चित समय पर यौन रोग का इलाज न होने पर यौन रोग एच.आई.वी./एड्स संक्रमण का जोखिम बढ़ाते हैं।
- यह जानना जरूरी है कि अभी तक एच.आई.वी./एड्स का कोई इलाज नहीं है।

स्त्रियों में संक्रमण के पश्चात् योनि में सूजन आ जाती है तथा योनि मार्ग से स्राव भी निकलता है जो मवादयुक्त बदबूदार होता है। इसी तरह पुरुषों में भी मूत्रमार्ग में सूजन तथा मवादयुक्त तरल पदार्थ निकलता है तथा प्रभावित यौनांगों में लालामी आ जाती है। साथ ही खुजलाहट, दर्द एवं जलन भी होती है। जाँघों की लसिका ग्रन्थियों में सूजन भी आ सकती है। इस रोग में भी इलाज से फायदा हो जाता है। लेकिन यदि इलाज न किया जाए तो कई जटिलताएँ, जैसे—पेशाब के रास्ते का सँकरा हो जाना तथा पेशाब करने में तकलीफ इत्यादि उत्पन्न हो जाती हैं। रोग में जीवाणुरोधी दवाओं के साथ टीनिडाजोल भी दी जाती है।

4. **कैंडिडोसिस :** यह भी एक सामान्य यौन रोग है जो विशेषकर औरतों को होता है। गर्भ-निरोधक गोलियों एवं अधिक मात्रा में जीवाणुरोधी दवाओं के उपयोग से भी रोग होता है। इसके अलावा यौन-सम्बन्धों से भी रोग हो जाता है। इसके कारण श्वेत प्रदर भी होता है।

इस रोग में स्त्रियों में योनिमार्ग से गाढ़ा सफेद द्रव निकलता है एवं बहुत अधिक खुजलाहट होती है। योनि स्राव में बदबू होती है और इससे कई बार कपड़े तक गन्दे हो जाते हैं। कैंडिडा संक्रमण जब पुरुषों में होता है तो कई बार जलन भी होती है एवं लिंग में छाले भी पड़ जाते हैं। कुछ मामलों में शिश्न के अग्रभाग पर फफोले पड़ते हैं। इस रोग का भी प्रभावी इलाज सम्भव है। अतएव तुरंत इलाज करवाना चाहिए।

5. **ग्रेन्यूलोमा इंग्वायनेल :** इस बीमारी में यौन अंग, जाँघें एवं जाँघों के बीच का हिस्सा प्रभावित होता है। यह रोग पिछड़े देशों में अधिक पाया जाता है। यह रोग जीवाणुओं द्वारा होता है, जिसे डोनावॉन बॉडीज कहते हैं।

रोग में जननेन्द्रिय पर अथवा जाँघों के ऊपर अथवा उनके बीच में लाल रंग के उभार या गाँठें दिखती हैं, ये उभार दर्दरहित होते हैं। बाद में फैल जाते हैं और फूट भी जाते हैं लेकिन इनमें दर्द नहीं होता। परन्तु मवाद बहता है।

पुरुषों के शैंक्रॉयड रोग में शिश्न पर घाव

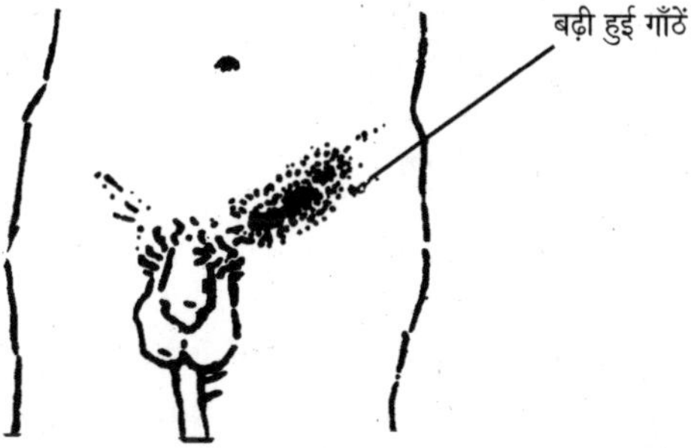

चित्र 2 : ग्रेन्यूलोमा इंग्वायनेल

फिर इसके पश्चात् अन्य जटिलताएँ उत्पन्न होती हैं, जैसे छाले बन जाना, मूत्र मार्ग का सँकरा हो जाना, लसिका ग्रन्थियों में सूजन आना इत्यादि। जैसा कि बतलाया गया है कि बीमारी के समय शुरू में दर्द नहीं होता, लेकिन उपर्युक्त अन्य जटिलताएँ उत्पन्न होने पर दर्द होता है। इस रोग के इलाज में जीवाणुरोधक दवाएँ अच्छा असर दिखलाती हैं। यह बीमारी दक्षिण भारत में बहुत अधिक पाई जाती है। चूँकि मरीजों को रोग के शुरू में दर्द नहीं होता इसलिए वे इलाज की ओर ध्यान नहीं देते और रोग बढ़ता जाता है।

6. यौनजनित परिसर्प : यह एक विषाणु द्वारा उत्पन्न रोग है जो यौन-संसर्ग के माध्यम से फैलता है। एड्स के बहुत से मरीजों में भी यह रोग देखने को मिलता है।

इसमें अंगूर के गुच्छे सरीखे अर्बुद, शिश्न पर होते हैं। स्त्रियों में कई बार ये अन्दर योनि मार्ग में होते हैं जिससे कई बार बीमारी का पता नहीं चल पाता। ये अर्बुद बाद में फूट जाते हैं। उस समय दर्द भी होता है। जँघाओं की लसिका ग्रन्थियों में सूजन भी आ जाती है। यदि इलाज न किया जाए तो महिलाओं में रोग गम्भीर स्थिति में पहुँच जाता है। अतएव तकलीफ की शुरुआत में ही रोग के इलाज हेतु डॉक्टर को दिखलाएँ।

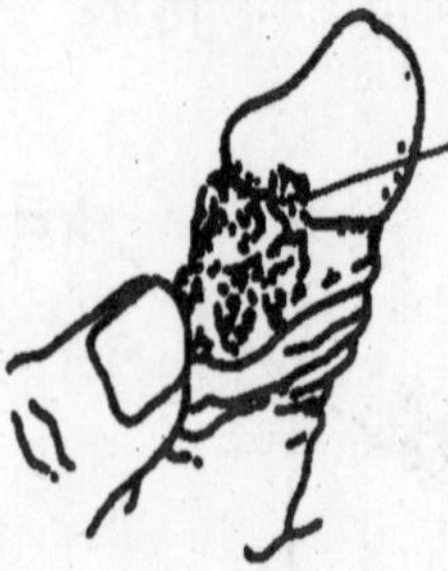

चित्र 3 : यौनजनित परिसर्प (अंगूर के गुच्छे जैसे मस्से दिखते हैं)

हर्पीज सिप्लेक्स नामक विषाणु या वाइरस भी लगभग इसी तरह की बीमारी उत्पन्न करता है।

7. सिफलिस (Syphillis) : सिफलिस एक बहुत पुराना यौन रोग है जो प्रायः सभी देशों में पाया जाता है। द्वितीय विश्वयुद्ध के समय ब्रिटेन तथा अन्य यूरोपीय देशों में इस रोग के बहुत से मामले पाए गए थे। वास्कोडिगामा ने इस बीमारी को सन् 1458 में भारत में एवं सन् 1505 में चीन में देखा था। लेकिन इजिप्ट, ग्रीक और रोम के चिकित्सा साहित्य में इस तरह की बीमारी का कोई उल्लेख नहीं मिलता।

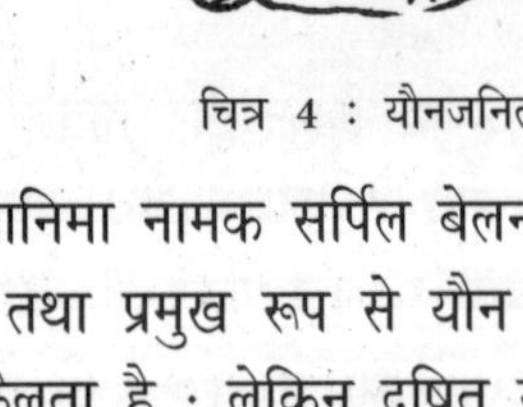

चित्र 4 : यौनजनित रोग सिफलिस

रोग ट्रेपानिमा नामक सर्पिल बेलनाकार जैविक इकाई स्पाइरो कीट्स से होता है तथा प्रमुख रूप से यौन संसर्गों द्वारा एक व्यक्ति से दूसरे व्यक्ति में फैलता है ; लेकिन दूषित रक्ताधान द्वारा भी रोग एक मरीज से दूसरे मरीज में फैल जाता है। यह रोग पैतृक भी हो सकता है अर्थात् यदि माँ को है तो उसके बच्चों को भी सिफलिस की बीमारी हो सकती है। इसे पैतृक सिफलिस कहते हैं।

लक्षण :

- नरम, दर्दयुक्त घाव (छाला) लिंग या गुदा द्वार पर।
- बड़ी हुई लसिका ग्रन्थि जाँघों में हो सकती है।

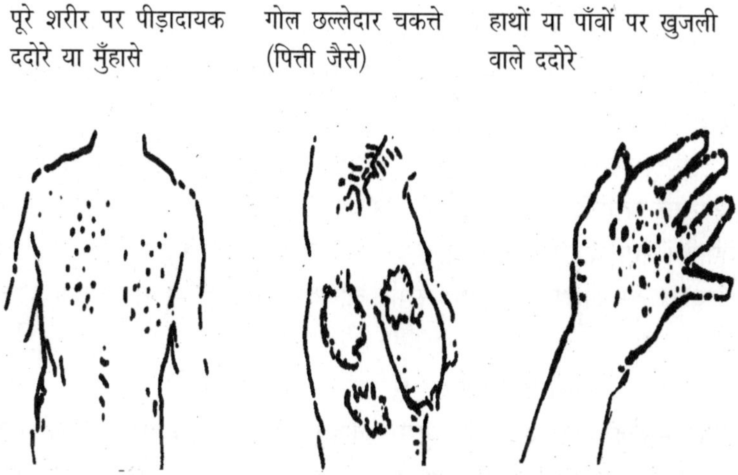

चित्र 5 : सिफलिस रोग के विभिन्न लक्षण (यदि रोग का पूरा इलाज न किया जाए तो यह हृदय रोग, फालिज एवं पागलपन तक का कारण बन सकता है।)

सिफलिस एक भयंकर रोग है जिसमें यौनांगों के साथ ही शरीर के अन्य अंग भी प्रभावित होते हैं। यहाँ तक कि यह संक्रमण अस्थियों में भी पहुँच जाता है और हड्डियों को विकृत कर देता है।

इस रोग की तीन अवस्थाएँ होती हैं

प्राथमिक, द्वितीयक एवं तृतीयक। रोगाणु के प्रवेश के औसतन 25 दिन बाद यौनांग पर अंडाकार फफोला बनता है। इसकी बाहरी सतह टूटने से यह एक छाले का रूप ले लेता है। छाले को प्राथमिक शैंकर भी कहते हैं। इससे खून नहीं आता और सामान्य तौर पर दर्द भी नहीं होता। 95% यौन रोगियों में घाव शिश्न के ऊपर बनता है लेकिन

समलिंगी रोगियों में यह गुदा के किनारे पर होता है। इसके अलावा यह ओंठों अथवा जीभ पर भी हो सकता है। स्त्रियों में योनि द्वार के आसपास बनता है।

रोग की द्वितीयक अवस्था में 80% मरीजों में त्वचा के रोग भी हो जाते हैं। कुछ मरीजों में यकृत, तिल्ली, मस्तिष्क की झिल्लियों में भी रोग फैल जाता है। इसके साथ ही बुखार, सिरदर्द, गले में दर्द इत्यादि लक्षण पैदा होते हैं।

पूरे शरीर की त्वचा में विभिन्न तरह की फुंसियाँ भी उभरती हैं। ये फुंसियाँ गुलाबी अथवा ताँबिया रंग की होती हैं। इनमें खुजलाहट नहीं होती। रोग की द्वितीयक अवस्था अधिक संक्रामक मानी जाती है। इस अवस्था में शरीर की प्रायः सभी लसिका ग्रन्थियों में सूजन आ जाती है।

रोग की तृतीयक अवस्था में शरीर के विभिन्न भागों पर ठोस गाँठों का निर्माण होता है जिन्हें गुम्मा कहते हैं। ये अनियमित आकार की होती हैं। तृतीयक सिफलिस पुरुष अथवा स्त्री के प्रायः सभी अंगों संस्थानों में फैल जाती है। उदाहरणार्थ–यह हृदय एवं रक्त वाहिकाओं, फेफड़ों, पाचन संस्थान, अस्थि तन्त्र, तन्त्रिका तन्त्र इत्यादि को प्रभावित कर इनके कार्यों में बाधा उत्पन्न करती हैं, यहाँ तक कि रोगी पागल हो जाता है। उसको लकवा लग सकता है, उसकी हृदयगति रुक सकती है।

भारत में जयपुर, मद्रास तथा तमिलनाडु के देहाती इलाकों में किए गए सर्वेक्षण के अनुसार रिमांडवाले कैदियों में पुरुष वर्ग में सिफलिस के मरीजों का प्रतिशत 6% था तथा स्त्रियों में 10% पाया गया। इसी तरह देहाती इलाकों के पुरुष एवं स्त्रियों में रोगियों का प्रतिशत क्रमशः 3.6 तथा 3.3 था। चूँकि सिफलिस रोग में भी यौनांगों पर घाव अथवा छाले बनते हैं इसलिए यदि ऐसे रोगी एच. आई. वी. (एड्स) से संक्रमित व्यक्ति से यौन सम्पर्क करतें है तो उन्हें भी एड्स हो सकता है।

यौन रोगों पर नियन्त्रण के उपाय

यौन रोगों की रोकथाम के लिए प्रमुख तौर पर निम्न बातों पर ध्यान दिया जाना चाहिए :

1. यौन सम्बन्धों के बारे में लोगों को शिक्षित करना, साथ ही उन्हें यौन रोगों के बारे में जानकारी देकर मर्यादित यौन-सम्बन्ध रखने की सलाह देना। वेश्यावृत्ति न करें। या कई यौन साथी कतई न रखें।
2. कंडोम के प्रयोग को बढ़ावा देना। (कंडोम के सही प्रयोग की विधि अलग से दी जा रही है)।
3. यौन रोगियों के लिए प्रभावी चिकित्सा सेवा प्रत्येक जगह उपलब्ध करवाना।
4. ऐसे यौन रोगी जो अपना रोग छुपाते हैं, उन्हें यौनजनित रोगों के चिकित्सालय तक लाकर इलाज करवाना।

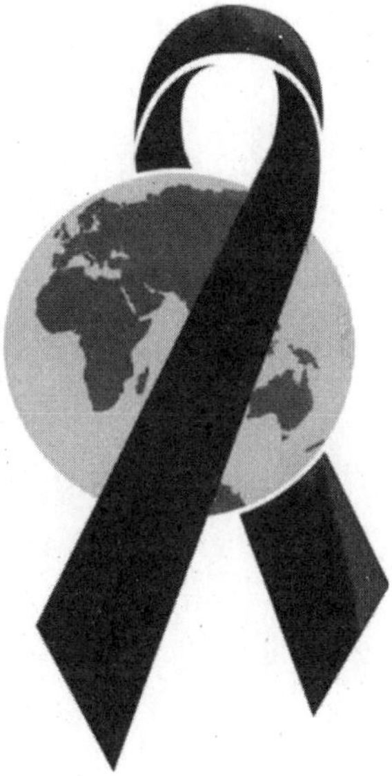

एड्स और एच.आई.वी. संक्रमण

- इतिहास
- परिभाषा
- और लक्षण

एच. आई. वी. (एड्स)

मई 2009 की रिपोर्ट के अनुसार भारत में 7,58,698 एड्स रोगी, एड्स का इलाज करवा रहे हैं। एड्स दुनिया की सबसे खतरनाक बीमारी बन चुकी है। देश के शहर और यहाँ तक कि गाँव भी इस रोग से अछूते नहीं बचे हैं। विश्व में प्रतिदिन लगभग 16 हजार व्यक्ति एड्स संक्रमण के शिकार बन रहे हैं। आज दुनिया में चार करोड़ से अधिक और भारत में पच्चीस लाख के ऊपर एड्स संक्रमित रोगी मौजूद हैं और सन् 2010 तक भारत में दो करोड़ के ऊपर संक्रमित रोगी होने की सम्भावना व्यक्त की गई है। कहने का अभिप्राय है कि एड्स द्रुत गति से देश में पाँव पसार रहा है। अतः इसके प्रसार को रोकने के लिए ठोस कदम उठाने होंगे। एड्स एक ऐसा महारोग है जिसका न तो बचाव के लिए टीका उपलब्ध है और न ही समुचित प्रभावी इलाज। इस रोग से पीड़ित रोगी के सामाजिक और यहाँ तक कि पारिवारिक बहिष्कार की भी समस्या रहती है। इस तरह एड्स का मरीज नरक तुल्य यन्त्रणा झेलते हुए अपना जीवन खोता है। अन्तिम समय उसे अपनों की भी सहानुभूति नहीं मिल पाती।

एड्स जैसे लाइलाज रोग से बचने में केवल रोग की पर्याप्त जानकारी ही सहायक है। लेकिन यह विडम्बना ही कही जाएगी कि देश में रोग फैलने के 20 वर्षों के पश्चात् भी आम लोगों को रोग की सम्यक जानकारी नहीं है। वे इसे महज यौन रोग समझकर चर्चा करने से कतराते हैं। वे नहीं जानते कि गाँव का नीम-हकीम डॉक्टर उन्हें दूषित सूई का प्रयोग कर इलाज के नाम पर एड्स संक्रमण की सौगात भी दे सकता है।

यहाँ मैं संक्षेप में एड्स रोग, उसके कारण, बचाव एवं यौन रोगों से उसके सम्बन्ध इत्यादि के सम्बन्ध में जानकारी देने का प्रयास कर रहा हूँ। पहले तो यह समझें कि एड्स वास्तव में है क्या?

रोग का इतिहास

वैसे तो यह रोग 70 के दशक से ही अफ्रीका एवं अमेरिका में विद्यमान रहा है लेकिन रोग की पूरी दुनिया को जानकारी तब हुई जब 1981 में अमेरिका के एक अस्पताल में निमोनिया से पीड़ित पाँच समलैंगिक यौन आदतोंवाले मरीज भर्ती किए गए। जब उन पर महँगी-महँगी दवाइयों का भी कोई असर नहीं हुआ तो चिकित्सा वैज्ञानिक ने उनकी रोग प्रतिरोधक क्षमता की जाँच की और वे इस निष्कर्ष पर पहुँचे कि उन रोगियों की रोगों से लड़ने की शक्ति पूर्णरूपेण समाप्त हो चुकी है। फिर विस्तृत छानबीन और खोज के पश्चात् वैज्ञानिकों ने इस रोग को नाम दिया एक्वायर्ड इम्यूनो डेफिसिएंसी सिंड्रोम (AIDS) और रोग उत्पन्न करनेवाले अतिसूक्ष्म विषाणु को नाम दिया ह्यूमेन इम्यूनो डेफिसिएंसी वाइरस। इसको संक्षेप में एच. आई. वी. कहते हैं।

एड्स विषाणु की संरचना

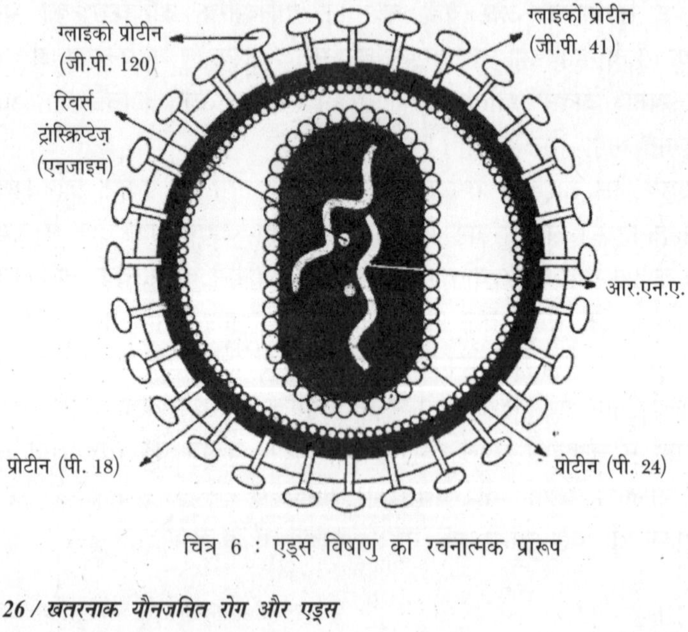

चित्र 6 : एड्स विषाणु का रचनात्मक प्रारूप

रोग की परिभाषा

एड्स वाइरस या विषाणु द्वारा उत्पन्न ऐसी बीमारी है जिससे रोग प्रतिरोधक क्षमता नष्ट हो जाती है, और कई तरह के ठीक न होनेवाले लक्षण तथा कई जानलेवा रोग, जैसे—न्यूमोनिया, क्षयरोग, त्वचा कैंसर इत्यादि हो जाते हैं। वस्तुतः एड्स केवल एक रोग न होकर कई बीमारियों का समूह है।

अब प्रश्न उठता है कि रोग प्रतिरोधक क्षमता नष्ट कैसे होती है। रोग प्रतिरक्षण का कार्य रक्त में उपस्थित कुछ विशेष तरह की रक्त कोशिकाएँ जिन्हें टी-4 और टी-8 कहते हैं, करती हैं। एड्स का विषाणु टी-4 नामक कोशिकाओं पर आक्रमण करके उनके भीतर अपनी संख्या

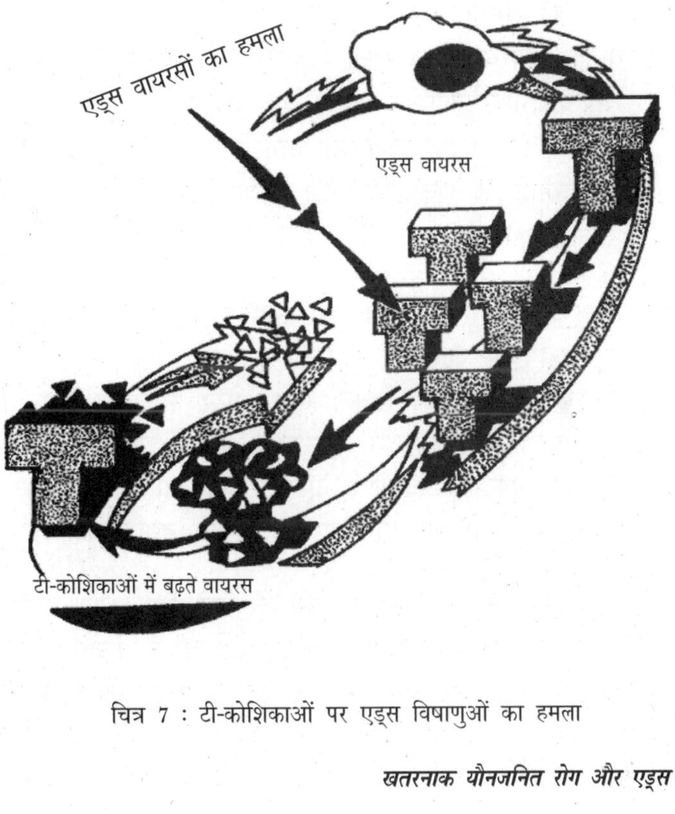

चित्र 7 : टी-कोशिकाओं पर एड्स विषाणुओं का हमला

बढ़ाता है और उन्हें नष्ट करता जाता है। इस तरह टी-4 कोशिकाएँ नष्ट होने के कारण रोग प्रतिरोधक प्रणाली धीरे-धीरे प्रभावहीन बन जाती हैं। फिर रोगी के शरीर में कई तरह के अन्य विषाणु, जीवाणु तथा कवक इत्यादि घर जमा लेते हैं जो नए-नए रोग उत्पन्न करते हैं, जिन्हें अवसरवादी रोग कहा जाता है। अन्ततः रोगी की मृत्यु इन्हीं अवसरवादी रोगों के कारण हो जाती है।

रोग की अवस्थाएँ

एड्स विषाणु से संक्रमित व्यक्ति में रोग की प्रमुख रूप से चार अवस्थाएँ होती हैं।

1. रोग की पहली अवस्था में रोगी केवल एड्स विषाणु का वाहक (कैरियर) बना रहता है। यहाँ तक कि परीक्षणों में भी रोग की पुष्टि नहीं हो पाती। यह अवस्था 4 से 21 सप्ताह तक रह सकती है अथवा कई मामलों में और भी लम्बे समय तक रहती है एवं अधिकतर रोगियों को कोई तकलीफ उत्पन्न नहीं होती।

2. रोग की दूसरी अवस्था में संक्रमण के कारण रक्त में एंटीबाडी बन जाती है जिससे खून की जाँच के परिणाम धनात्मक मिलते हैं। लेकिन एड्स रोगी में लक्षण फिर भी विकसित नहीं होते। यह अवस्था 6 महीनों से लेकर 10 से 12 वर्षों तक रह सकती है और इस अवस्था में मरीज अन्य स्वस्थ व्यक्तियों को भी रोग का शिकार बना सकता है।

3. रोग की तीसरी अवस्था में रोग के प्रारम्भिक लक्षण, जैसे– शरीर की लसिका ग्रन्थियों में स्थाई रूप से सूजन आना, बुखार रहना, दस्त लगना, वजन कम होना इत्यादि शिकायतें

इनसे एचआईवी / एड्स हो सकता है

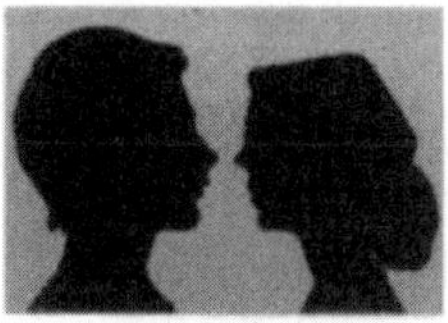

असुरक्षित यौन संबंध से

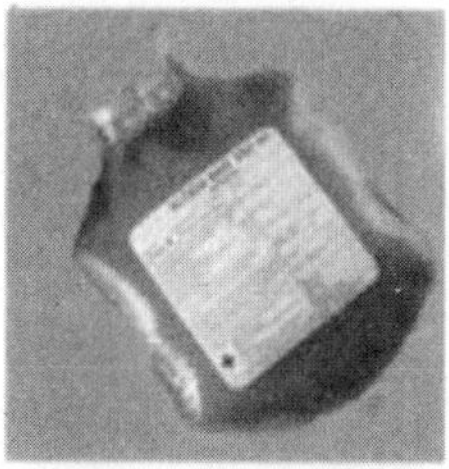

एचआईवी संक्रमित रक्त चढ़ाने से

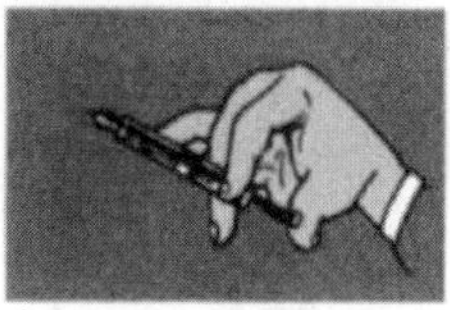

बिना उबली सुई या पहले से
इस्तेमाल की गई सुई के प्रयोग से

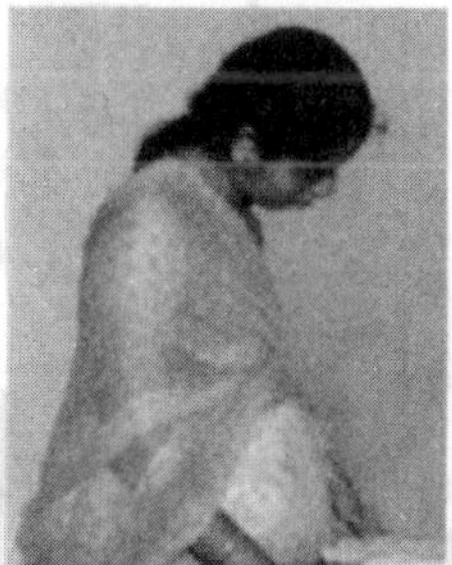

एचआईवी पॉजिटिव माँ से
उसके बच्चे को

इनसे एचआईवी / एड्स नहीं होता

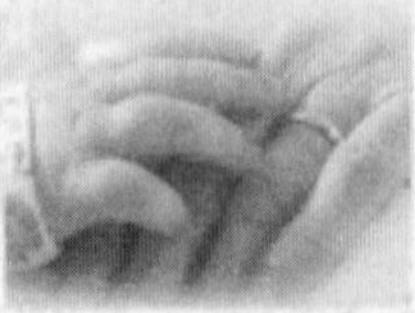

छूने से, आपसी मेल-जोल से

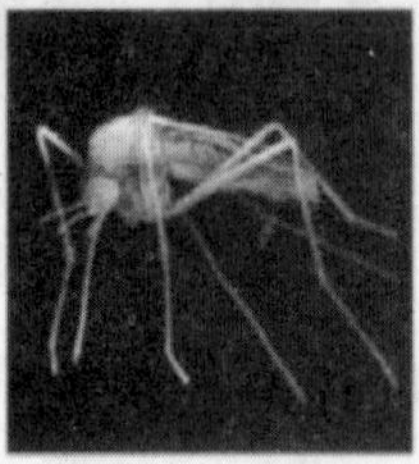

मच्छर के काटने से

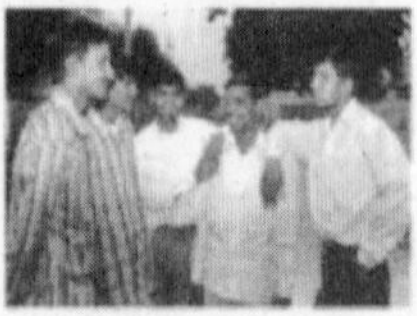

साथ रहने या उठने-बैठने से

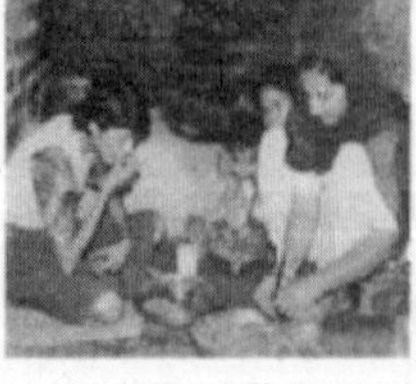

साथ खाना खाने से,
एक-दूसरे के कपड़े पहनने से या
एक ही गुसलखाने का प्रयोग करने से

हो जाती हैं। इसे एड्स रिलेटेड काम्प्लेक्स (ARC) भी कहते हैं।

4. यह रोग की अन्तिम अवस्था होती है। इसमें पूर्व के लक्षणों के अलावा अनेक अवसरवादी रोग, जैसे—टी. बी. अथवा क्षय रोग, हरपीज-सिम्प्लेक्स, त्वचा कैंसर इत्यादि भी हो जाते हैं और मरीज कृषकाय एवं कमजोर होकर मृत्यु तक पहुँच जाता है।

यहाँ यह समझ लेना आवश्यक है कि एड्स रोग और एच. आई. वी. संक्रमण में अन्तर होता है। यह आवश्यक नहीं कि एड्स रोग के विषाणु से संक्रमित व्यक्ति में एड्स के लक्षण भी मिलें, वह बगैर कोई तकलीफ के कई वर्षों तक स्वस्थ रह सकता है। लेकिन एड्स-संक्रमित व्यक्ति में पूर्ण रूप से एड्स की बीमारी कभी-न-कभी अवश्य होती है। कुछ मामलों में 12 वर्ष पश्चात् यह रोग उभरता पाया गया।

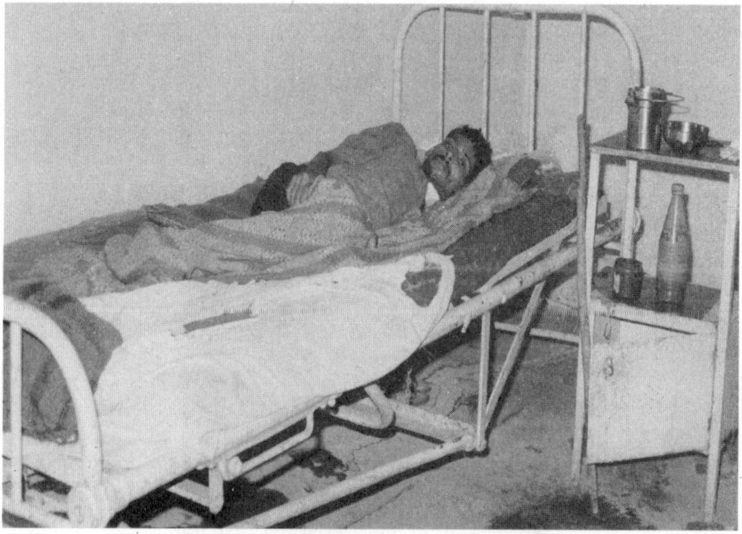

चित्र 8 : भोपाल के हमीदिया अस्पताल में भरती एक एड्स का मरीज, जिसे क्षय रोग भी था।

एड्स रोग के लक्षण

(अ) प्रमुख लक्षण

यह तीन प्रकार के होते हैं :

1. लगातार कई दिनों तक बिना कारण के बुखार बना रहना और किसी दवा से ठीक न होना।
2. वजन कम होते जाना एवं तीन महीनों में ही रोगी का वजन 20% कम होना।
3. लगातार एक महीने के ऊपर पतले दस्त लगना और दवाओं से ठीक न होना।

(ब) साधारण लक्षण

1. एक महीने से अधिक समय तक खाँसी रहना।
2. शरीर की सभी लसिका ग्रन्थियों में सूजन आना।
3. मुँह में बालों युक्त सफेद चकत्ते या धब्बे पड़ना।
4. पूरे बदन में खुजली एवं जलन होना।
5. बार-बार हर्पीज जूस्टर नामक बीमारी का होना।
6. हर्पीज सिम्प्लेक्स नामक बीमारी का बढ़ते जाना।

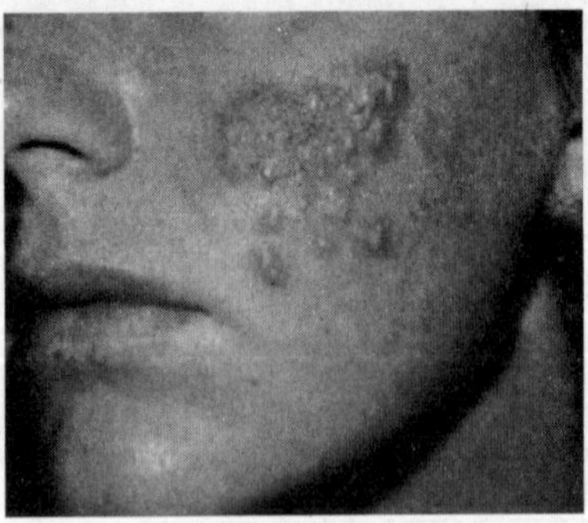

चित्र 9 : हर्पीज सिम्प्लेक्स नामक बीमारी

किसी मरीज में दो प्रमुख एवं एक साधारण लक्षण होना यह प्रदर्शित करता है कि मरीज की एड्स के लिए भी जाँच करवा लेनी चाहिए, क्योंकि ऐसा मरीज रोग से संक्रमित हो सकता है।

लेकिन केवल लक्षणों के आधार पर किसी मरीज को एड्स रोगी समझने की भूल कभी नहीं करनी चाहिए। एड्स संक्रमण की पुष्टि एलाइजा जाँच के अलावा वेस्टर्न ब्लॉट जाँच अथवा पी.सी.आर द्वारा भी होनी आवश्यक है।

यहाँ यह भी समझ लेना आवश्यक है कि कई बार एड्स संक्रमण के बावजूद भी एड्स परीक्षा करवाने पर परिणाम धनात्मक नहीं मिलता। ऐसे मामलों में कुछ सप्ताह पश्चात् पुनः जाँच करवानी चाहिए। लेकिन यह भी दृष्टव्य है कि परीक्षण 100% यह सिद्ध नहीं करता कि किसी रोगी को एड्स का संक्रमण नहीं है।

एड्स रोग कैसे फैलता है?

एड्स एक संक्रामक रोग तो है लेकिन छूत की बीमारी नहीं है, अर्थात यह मरीज के साथ खाना खाने, उसके खाँसने इत्यादि से नहीं होता। यद्यपि एड्स विषाणु रोगी के रक्त के साथ-साथ उसकी लार, मल-मूत्र एवं वीर्य में भी होते हैं, लेकिन रोगी की परिचर्या करने से रोग नहीं लगता। रोग फैलने के लिए एच. आई. वी. युक्त रक्त या वीर्य का स्वस्थ व्यक्ति के खून से सीधा सम्पर्क आवश्यक है। प्रमुख तौर पर निम्न पाँच माध्यमों द्वारा एड्स विषाणु का संक्रमण हो सकता है और इन्हीं माध्यमों से कई यौन रोग भी होते हैं।

1. *प्राकृतिक एवं अप्राकृतिक यौन संसर्गों द्वारा*

भारत में इस माध्यम से रोग सबसे अधिक फैलता है। हमारे यहाँ यौन सम्पर्कों द्वारा रोग फैलने का प्रतिशत 80 से ऊपर है। वेश्यावृत्ति इसका मुख्य कारण है। एक से अधिक साथियों से अमर्यादित यौन सम्पर्क रखने वालों एवं समलिंगी यौन आदतों वाले रोगियों को एड्स होने की

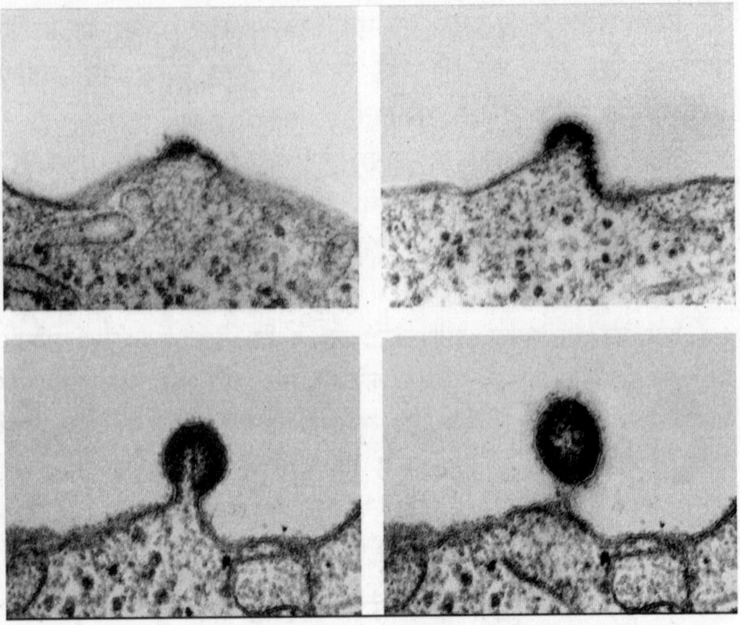

चित्र 10 : एड्स रोग फैलने की क्रिया

ज्यादा सम्भावनाएँ होती हैं। विभिन्न तरह के यौन रोगी भी एड्स रोग के शिकार आसानी से बनते देखे गए हैं। इनके यौनांगों पर घाव होने की वजह से एड्स विषाणुओं को रक्त में प्रवेश करने की सुविधा हो जाती है। अतः ऐसे गुप्त रोगों के रोगी अधिक खतरेवाले समूह या हाई रिस्क ग्रुप में आते हैं।

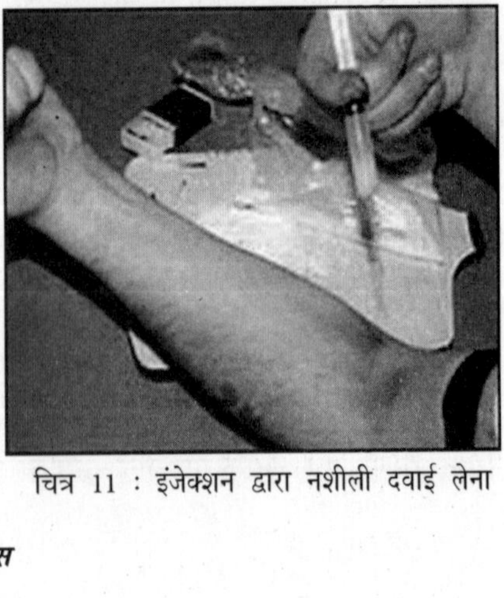

चित्र 11 : इंजेक्शन द्वारा नशीली दवाई लेना

2. *इंजेक्शनों द्वारा नशीली दवाइयाँ लेने एवं संक्रमित सुइयों से*

भारत में लगभग 13.5% रोगी नशीली दवाइयों के कारण संक्रमित हुए हैं। विशेषकर मणिपुर में 18 से 30 वर्ष के

हजारों युवाओं में एड्स ऐसे माध्यमों से खूब फैल रहा है। ये नशेबाज सुइयों को बगैर उबाले सामूहिक रूप से खून की नसों में सीधे प्रवेश कराते हैं। इस कारण यदि समूह में एक भी नशेबाज को एड्स संक्रमण हुआ तो वह अन्य साथियों में भी हो जाता है। इसी तरह एच.आई. वी. संक्रमित व्यक्ति पर प्रयुक्त हो चुकी सुइयों, यदि अन्य रोगियों पर प्रयुक्त की जाएं तो उन्हें संक्रमण हो सकता है।

3. *दूषित रक्त प्रदाय एवं रक्त उत्पादों द्वारा*

देश में इस तरह से एड्स फैलने का प्रतिशत 4 के लगभग है। अभी भी बहुत से अवैध रक्त बैंकों द्वारा दूषित रक्त प्रदाय किया जा रहा है, इसलिए इस माध्यम से भी रोग फैलने का खतरा बना हुआ है। देश में लगभग पन्द्रह हजार से ऊपर रक्तदाता एच. आई. वी. से संक्रमित पाए गए हैं। इस तरह व्यावसायिक रक्तदाताओं से भी रोग फैलने का खतरा बना हुआ है। यदि किसी रोगी को एड्स विषाणुयुक्त रक्त चढ़ा दिया जाए तो उसे संक्रमण की सम्भावना निश्चित रहती है। इसके अलावा कुछ विशेष रोगों, जैसे–हीमोफीलिया इत्यादि में रोगी को रक्त से निकाले गए रक्त उत्पाद दवा के रूप में चढ़ाए जाते हैं। अब यदि ये उत्पाद एच. आई. वी. युक्त हुए तो उस रोगी को भी रोग हो सकता है। हमारे देश में हीमोफीलिया एवं थेलेसेमिया (इस रोग में मरीज को बार-बार रक्त से निकली हुई रक्त कोशिकाएँ देने की आवश्यकता होती है।) रोग से ग्रस्त छोटे-छोटे बच्चों में एड्स इन्हीं कारणों से हुआ है।

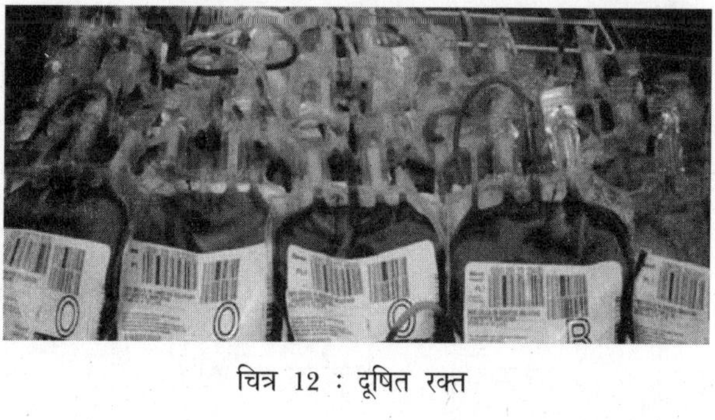

चित्र 12 : दूषित रक्त

4. *एड्सग्रस्त माताओं द्वारा बच्चों में*

इस माध्यम द्वारा रोग होने का प्रतिशत भारत में अत्यन्त कम (3%) के आसपास है लेकिन भविष्य में जैसे-जैसे एड्सग्रस्त महिलाओं की संख्या में वृद्धि होगी, नवजात शिशुओं में भी एच. आई. वी. के जाँच के परिणामों की धनात्मकता बढ़ती जाएगी। यदि माँ एड्स विषाणुओं से संक्रमित होती है तो उसके नवजात शिशु में संक्रमण की सम्भावना लगभग 40% होती है। परन्तु यदि विषाणु ग्रस्त माता इलाज ले तो यह संभावना कम हो जाती है।

5. *अन्य साधनों से*

उपरोक्त माध्यमों के अलावा अन्य साधनों, जैसे–डायलासिस, अस्पतालों एवं प्रसूतिका गृहों में दूषित सुइयों के इस्तेमाल से भी रोग बढ़ रहा है। भारत में एड्स विषाणुग्रस्त 200 से ऊपर रोगी केवल दूषित डायलासिस के कारण संक्रमण के शिकार बन चुके हैं। इसके अलावा उचित जीवाणु रहित प्रक्रियाओं के अभाव में नाइयों के उस्तरे, गोदना मशीनों से भी रोग के प्रसार की सम्भावना व्यक्त की गई है। कृत्रिम गर्भाधान के लिए वीर्य देनेवाले व्यक्तियों में यदि एड्स संक्रमण है तो उत्पन्न होनेवाले बच्चों को यह संक्रमण हो सकता है।

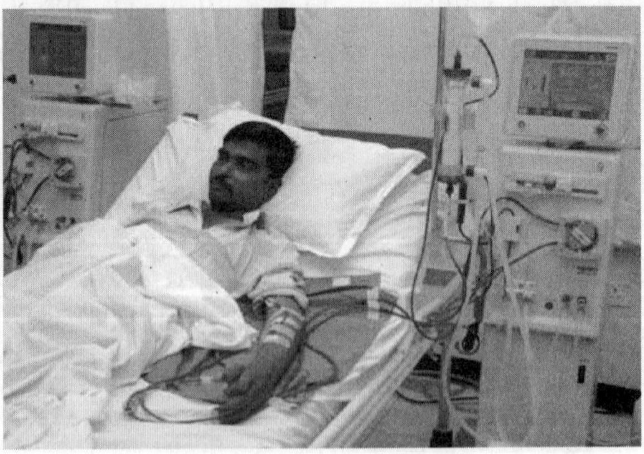

चित्र 13 : डायलासिस पर मरीज

याद रखें, एड्स संक्रमण संक्रमित रोगी से हाथ मिलाने, आलिंगन, चुम्बन एवं खाँसने अथवा छींकने से नहीं होता। मरीज द्वारा उपयोग में लाए शौचालयों, स्नानगृहों एवं तरण-ताल से भी नहीं होता। सामान्य तौर पर एड्स रोगी के साथ रहने एवं उसकी परिचर्या करने से भी रोग नहीं लगता, लेकिन रोगी के साथ यौन सम्बन्ध स्थापित नहीं करना चाहिए एवं उसके उपयोग की कुछ विशेष वस्तुओं, जैसे—दाढ़ी बनाने का रेजर एवं ब्लेड, टूथ-ब्रश इत्यादि का प्रयोग न करें।

एड्स रोग के विभिन्न परीक्षण

वैसे तो रोग के कुछ विशेष परीक्षण कुछ जगह पर ही उपलब्ध हैं, लेकिन आजकल दो तरह की जाँच भारत के प्रायः सभी बड़े शहरों में की जाती हैं।

1. एलाइजा पद्धति अथवा किट द्वारा जाँच : एड्स संक्रमण की सम्भावना का पता करने के लिए सर्वप्रथम यही परीक्षण किया जाता है। आजकल इस तरह की जाँच के छोटे-छोटे किट (कार्ड-स्ट्रिप) भी उपलब्ध हैं। बड़े शहरों में निजी रक्त परीक्षण केन्द्र भी किट द्वारा जाँच 100/- रुपए से लेकर 250/- रुपए तक में करते हैं। एलाइजा जाँच की सुविधा अब भारत में लगभग 120 निगरानी एवं जाँच केन्द्रों में उपलब्ध हैं। प्रान्त की सभी राजधानियों और बड़े शहरों में यह जाँच की जाती है, लेकिन इस जाँच की विश्वसनीयता 100 प्रतिशत नहीं है। इसलिए रोग की पुष्टि के लिए एक महँगी जाँच वेस्टर्न ब्लॉट की जाती है अथवा आजकल पी.सी.आर. जाँच भी उपलब्ध हो चुकी है। जहाँ ये जाँचें नहीं होतीं वहाँ अलग-अलग कम्पनी की 2-3 किटों द्वारा जाँच कर नतीजे पर पहुंचा जाता है।

2. वेस्टर्न ब्लॉट परीक्षण : यह परीक्षण कुछ बड़े शहरों में उपलब्ध है। एलाइजा जाँच के परिणाम आने पर उन्हें वेस्टर्न ब्लॉट द्वारा जाँच के लिए भेजा जाता है। इस जाँच में एक परीक्षण की लागत लगभग 500/- रुपए से ऊपर आती है एवं उपकरण भी अत्यन्त महँगा होता है। अभी यह जाँच मुम्बई, दिल्ली, पूना, मद्रास, कलकत्ता, बेंगलूर और इम्फाल जैसे बड़े शहरों में उपलब्ध है।

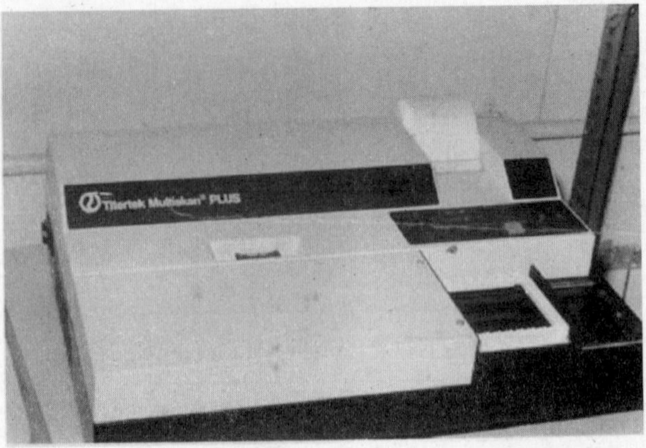

चित्र 13 : एच. आई. वी. की जाँच करनेवाला एलाइजा रीडर (Elisa reader)

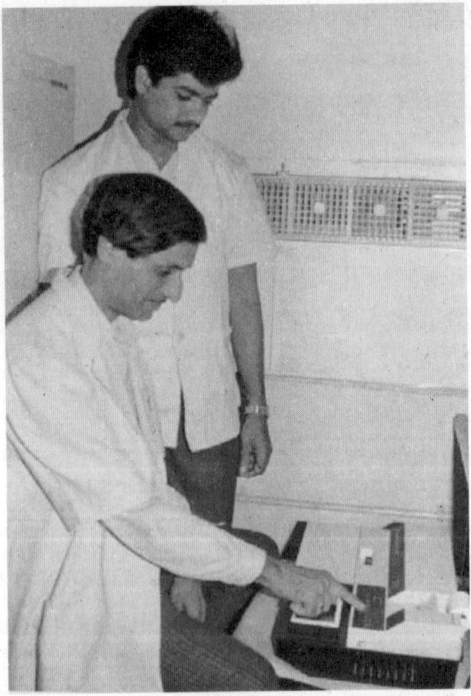

चित्र 14 : लेखक एलाइजा रीडर पर कार्य करते हुए।

एड्स रोग का इलाज

सही बात तो यह है कि इस रोग का कोई भी सफल अथवा प्रभावी इलाज नहीं खोजा जा सका है। कुछ महँगी दवाइयाँ अवश्य हैं जो रोगी के जीवनकाल को कुछ महीनों से लेकर कुछ वर्षों तक बढ़ा देती हैं, लेकिन रोग को पूरी तौर पर ठीक नहीं कर सकतीं। इसमें एक मुख्य दवा एजिटोथाइमिडीन (ए. जेड. टी.) है जो अब भारत में भी उपलब्ध है लेकिन यह अत्यन्त महँगी है। इसकी एक दिन की खुराक तीन सौ रुपए के आसपास पड़ती है। समय-समय पर कई आयुर्वेदिक एवं होम्योपेथिक चिकित्सक भी रोग की दवा खोजने का दावा करते रहते हैं लेकिन उनके दावे प्रमाणित नहीं हो सके हैं। इसलिए उनके द्वारा सफल इलाज के दावों के बारे में विश्वासपूर्वक कुछ नहीं कहा जा सकता।

रोग प्रतिरोधक क्षमता बढ़ाने के लिए कुछ अन्य तरह की चिकित्साओं का भी प्रयोग किया जा रहा है। जैसे स्वस्थ व्यक्ति की अस्थिमज्जा का प्रतिस्थापन एवं इंटरफेरान चिकित्सा। लेकिन यह सब एड्स के रोगी को थोड़ा आराम देते हैं। अभी तक किसी पूर्ण प्रभावी चिकित्सा का विकास इस खतरनाक बीमारी के लिए नहीं हो पाया है। शासन द्वारा एड्स रोगी दवा (ए.आर.टी.) निःशुल्क दी जाती है।

एड्स से कैसे बचें?

चूँकि एड्स का न तो कोई प्रभावी इलाज है और न ही प्रतिरक्षा के लिए टीका उपलब्ध है इसलिए इस भयंकर जानलेवा बीमारी से सुरक्षित रहने का एकमात्र उपाय रोग से बचाव ही है। इसलिए हमें प्रमुख रूप से बचाव पर ही ध्यान केन्द्रित करना होगा। वैसे बचाव के लिए कुछ सावधानियों का प्रयोग करके एड्स से सुरक्षित रहा जा सकता है।

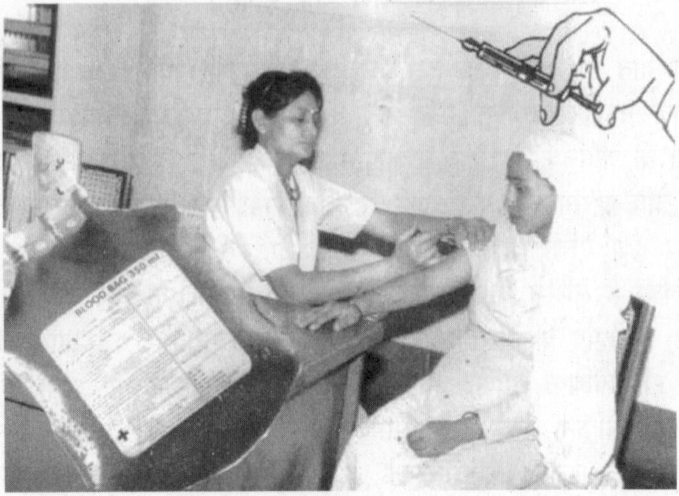

चित्र 15 : ध्यान रखें रक्त एवं सुइयाँ एच. आई. वी. मुक्त हों।

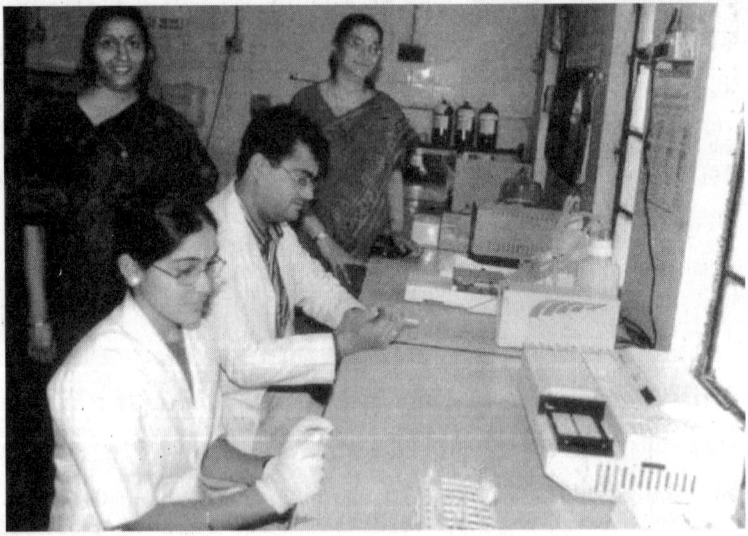

चित्र 16 : प्रयोगशालाओं में दस्ताने पहनना जरूरी है, विशेषकर रक्त की जाँच के समय।

ये सावधानियाँ निम्न हैं :

1. अप्राकृतिक अथवा अमर्यादित (इसमें वेश्यावृत्ति भी शामिल है) और नए व्यक्तियों के साथ यौन सम्बन्ध न रखें। यदि आवश्यक ही हो तो निरोध (कंडोम) का इस्तेमाल अवश्य करें। वैसे इस मामले में एक ही जीवनसाथी वाली भारतीय संस्कृति पर अमल करना उचित है। आजकल स्त्रियों के उपयोग के योग्य कंडोम भी बाजारों में उपलब्ध हैं। इसका इस्तेमाल भी यौन सम्पर्क के समय किया जा सकता है। समलिंगी यौन आदतोंवाले व्यक्ति ये आदतें त्याग दें तो अच्छा है वरना वे एड्स संक्रमण के लिए तैयार रहें।

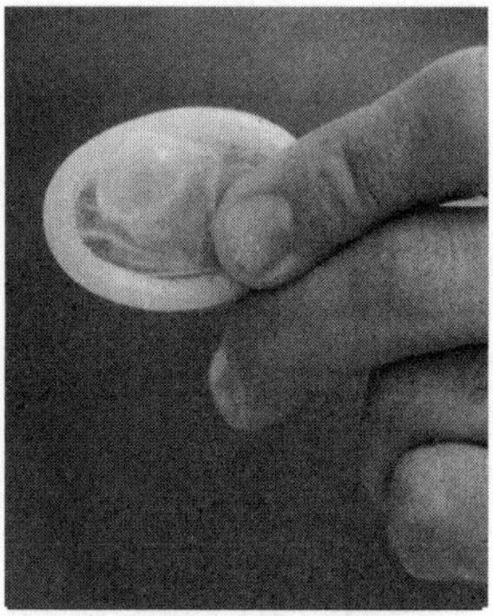

चित्र 17 : कंडोम

2. इंजेक्शनों द्वारा नशा लेनेवाले व्यक्ति नशा करना छोड़ दें अथवा फेंकने योग्य सुइयों एवं सिरिंजों का इस्तेमाल न करें और सम्भव हो तो इंजेक्शनों की बजाय खानेवाले नशों को लेकर धीरे-धीरे इनकी मात्रा भी कम करके इन्हें भी छोड़ दें, अथवा नशामुक्ति केन्द्रों का सहारा लें। आम लोग फेंकने योग्य सुइयों और सीरिंजों के प्रयोग को बढ़ावा दें।

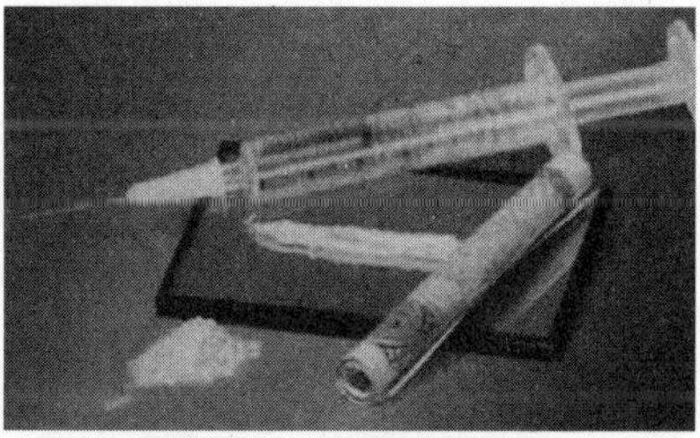

चित्र 18 : इंजेक्शनों द्वारा

3. चिकित्सा कर्म से जुड़े कर्मचारी एवं चिकित्सकगण उचित जीवाणु रहित प्रक्रियाओं, जैसे—सुइयाँ, सिरिंजों को उबालने और औजारों को दूषणरहित बनाने पर विशेष ध्यान दें एवं दुर्घटनावश होनेवाले संक्रमण से भी स्वयं को बचाएँ। जहाँ तक सम्भव हो फेंकने योग्य सुइयों एवं सिरिंजों का ही इस्तेमाल करें। आवश्यकतानुसार दुहरे दस्ताने भी पहनें।

4. सैलूनों में नाई भी उस्तरे की बजाय हर बार नए ब्लेड का इस्तेमाल करें एवं एंटीसेप्टिक लोशन का भी प्रयोग करें।

5. जरूरत पड़ने पर ऐसा रक्त अथवा रक्त उत्पाद लें जिसके साथ एच. आई. वी. मुक्ति का प्रमाण-पत्र हो एवं रक्ताधान (ब्लड ट्रांस्फ्यूजन) के समय निम्नलिखित सावधानियाँ भी रखनी चाहिए :

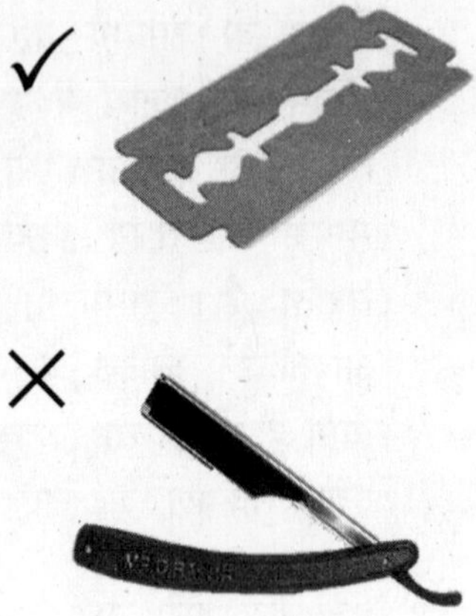

चित्र 19 : ब्लेड एवं उस्तरा

- रक्त जाने-पहचाने व्यक्ति अथवा निकट के रिश्तेदार का हो तो अच्छा है।
- व्यावसायिक रक्तदाताओं से रक्त न खरीदें, क्योंकि बहुत से ऐसे रक्तदाता एच. आई. वी. संक्रमित पाए जाते हैं।
- रक्त देने व लेने के दौरान उचित जीवाणु रहित प्रक्रियाओं को ध्यान में रखा जाना चाहिए। अच्छा हो, एक बार उपयोग के पश्चात फेंकने योग्य सामग्री का उपयोग किया जाए।

- ऐसे ऑपरेशन वाले रोगी जिनका ऑपरेशन पूर्व निर्धारित हो, अपना स्वयं का खून भी निकलवाकर बाद में ऑपरेशन के वक्त ले सकते हैं।
- किसी भी व्यक्ति का रक्त दान में लेने के पूर्व उसका एच. आई. वी. के लिए परीक्षण करवाना अत्यन्त आवश्यक है, भले ही वह रिश्तेदार ही क्यों न हो।

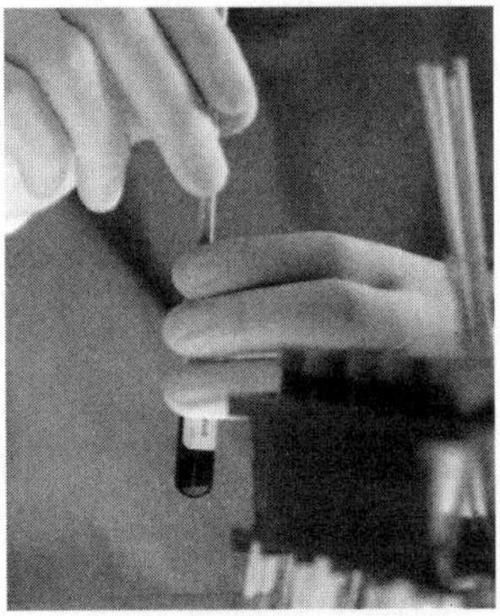

चित्र 20 : एच.आइ.वी. का एक परीक्षण

कंडोम या निरोध उपयोग करने की सही विधि

पैकेट पर उपयोग की अन्तिम तारीख देखकर उसे बाजू से सावधानी के साथ फाड़कर निकालें ताकि कंडोम फटे न।

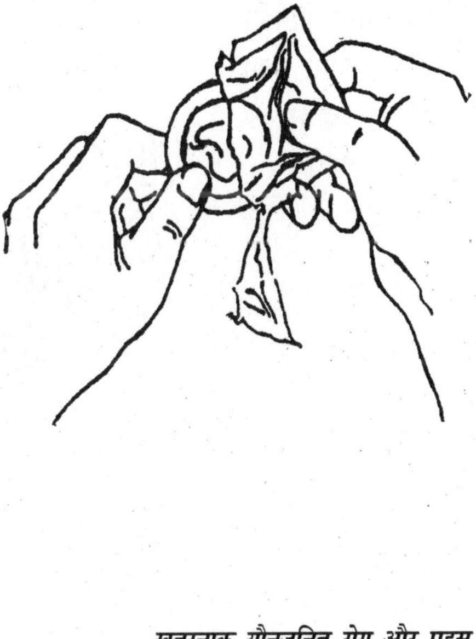

कंडोम के बन्द वाले भाग को अँगूठे और अँगुली से दबाकर उसकी हवा निकालें, फिर उसे उत्तेजित लिंग पर चढ़ाएँ।

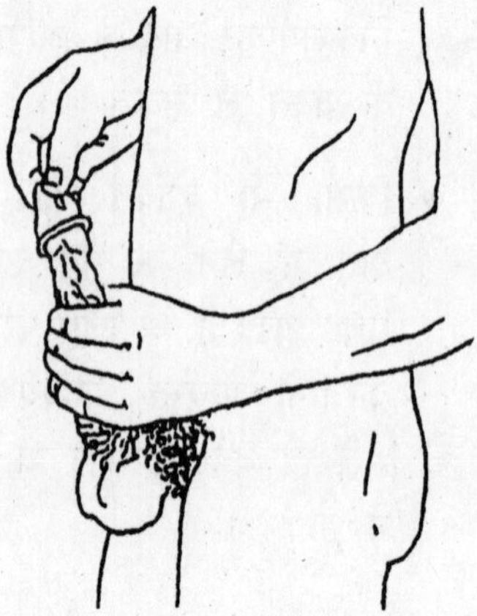

कंडोम से पूरा उत्थित लिंग ढक जाना चाहिए तथा इसका मुड़ा हुआ अन्तिम हिस्सा बाहर की ओर रहना चाहिए।

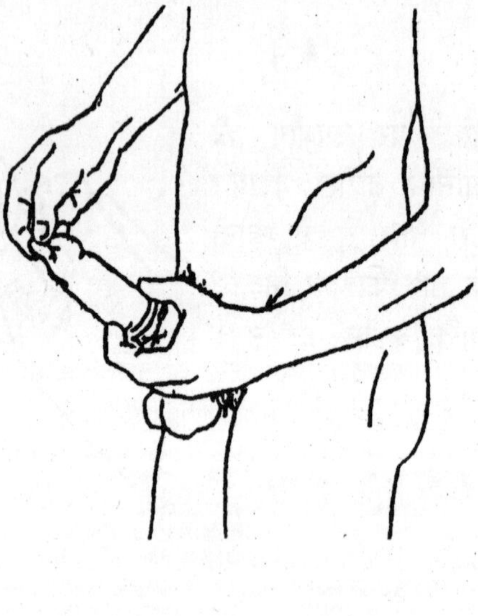

सम्भोग के पश्चात लिंग का आकार छोटा होने के पूर्व उसे अन्तिम सिरे को पकड़कर इस तरह निकालना चाहिए कि वीर्य न गिरे।

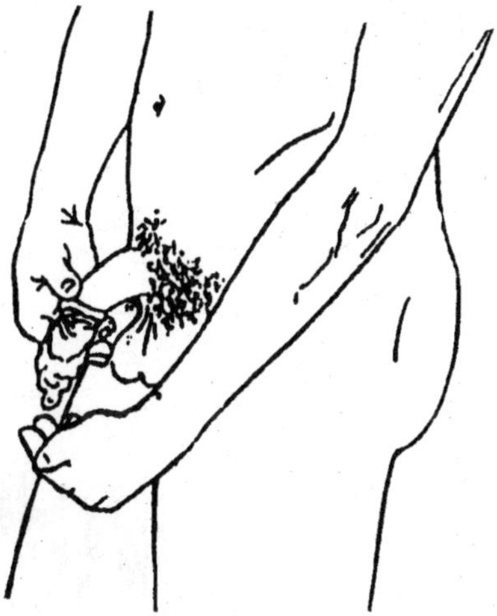

इस्तेमाल किए गए कंडोम या निरोध को कचरे के बरतन में डालें (उसे पेपर में लपेटकर ही फेंकें)।

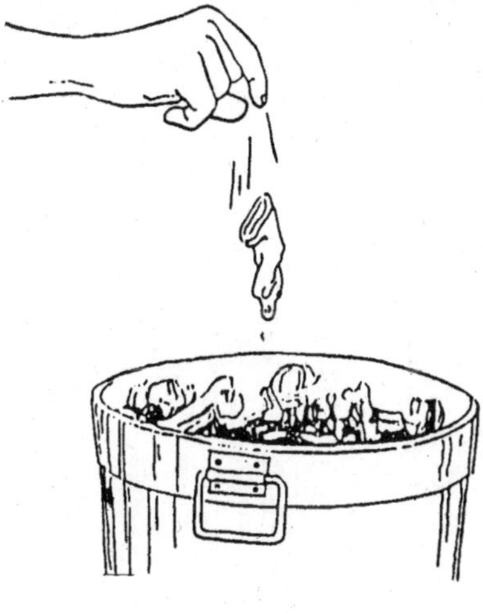

कंडोम को प्रयोग के पश्चात जलाया या गड्ढे में भी डाला जा सकता है।

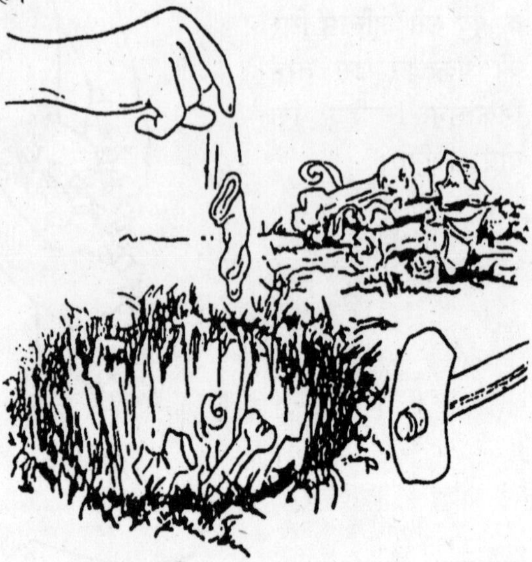

एड्स से सम्बन्धित

उपयोगी पारिभाषिक शब्दावली

शब्दावली

एड्स (Aids)

यह एक्वायर्ड इम्यून डेफिसिएंसी सिंड्रोम (Acquired Immune Deficiency Syndrome) नामक बीमारी का संक्षिप्त नाम है, जिसमें एच.आई.वी. (Humen Immune Deficiency Virus) द्वारा रोग प्रतिरोधकता नष्ट करके शरीर में कई तरह के चिह्न और लक्षण उत्पन्न किए जाते हैं।

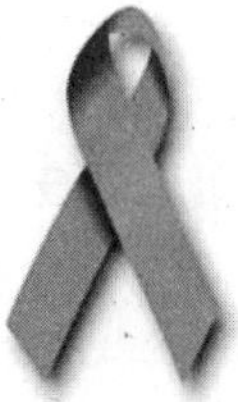

एड्स टेस्ट (Aids Test)

अधिकतर एंटीबॉडी जाँच के लिए ही इनको लिखा जाता है। इन जाँचों में रक्त के थोड़े से नमूने में यह पता करते हैं कि उसमें एंटीबॉडीज उपस्थित है अथवा अनुपस्थित है। यदि ये उपस्थित है तो जाँच यह प्रदर्शित करती है कि व्यक्ति का एड्स विषाणु से सम्पर्क हुआ है।

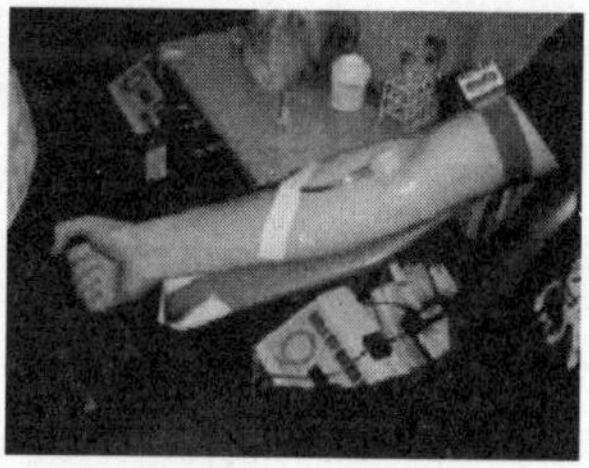

एंटीबॉडीज
(Antibodies)

ये रक्त द्रव (Serum) में उपस्थित प्रोटीन पदार्थ हैं जो एंटीजन अथवा विषाणु विष से रक्त का सम्पर्क होने के पश्चात् उत्पन्न होते हैं, इन्हें इम्यूनों ग्लोब्यूलिंस भी कहते हैं, और ये 5 प्रकार के होते हैं (जी.एम.ए. ई, और डी.)

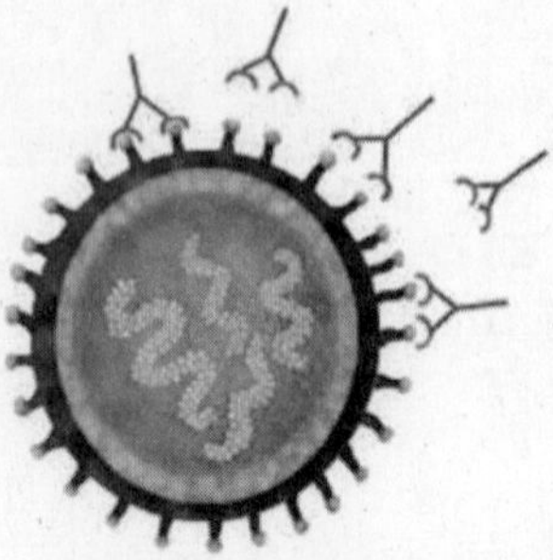

एंटीजन टेस्ट
(Antigen Test)

यह प्रयोगशाला में की जानेवाली एक जाँच है जिसमें एड्स विषाणु के एक हिस्से का पता लगाते हैं। जो शरीर में एंटीबॉडीज उत्पन्न करता है, लेकिन एंटीजन जाँच एंटीबॉडी जाँच जैसी संवेदनशील नहीं होती इसके अलावा कई बार शरीर से एंटीजन का पता भी नहीं चल पाता इसलिए इस जाँच को विशेष स्थिति में ही करते हैं।

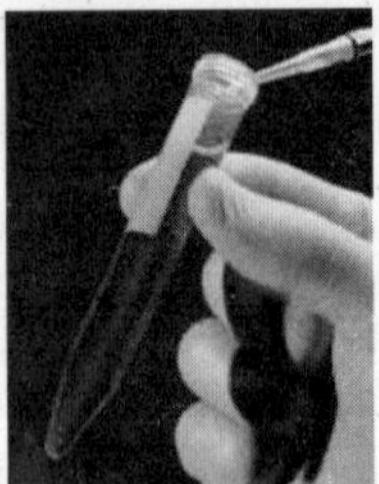

ए.जेड.टी.
(A.Z.T.)

इसे जुडोविडीन भी कहते हैं, इसका दूसरा नाम रीट्रोविर या 3 एजाइडो 3 डिऑक्सी थाइमिन है। यह एड्स रोग की एक दवा है जो एड्स विषाणु की

संख्या में वृद्धि करनेवाले एन्जाइम रिवर्सेट्रांस्क्रिप्टेज को नहीं बनने देती। इस कारण शरीर में एच.आई.वी. की वृद्धि रुक जाती है। यह एक महँगी दवा है। भारत में एक मरीज के लिए साल भर का दवा का खर्च डेढ़ से दो लाख रुपया बैठता है।

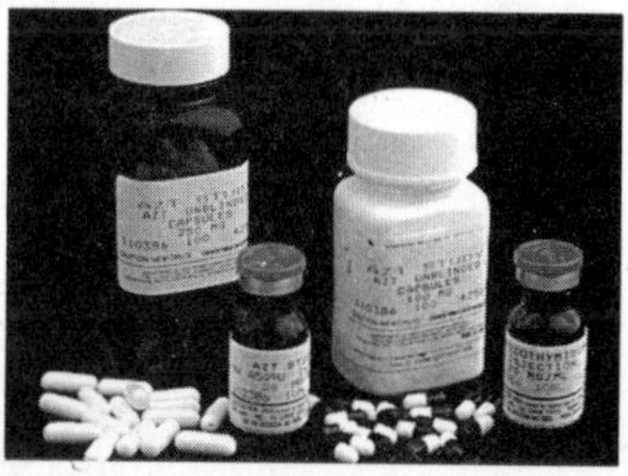

बी-कोशिका (B-Cell)

यह रक्त कोशिकाओं में उपस्थित लिंफोसाइट्स कोशिकाओं का एक प्रकार है। चूँकि ये कोशिकाएँ अस्थिमज्जा (Bone Marrow) में बनती हैं इसलिए इन्हें बी-कोशिकाएँ या लिंफोसाइट्स कहते हैं।

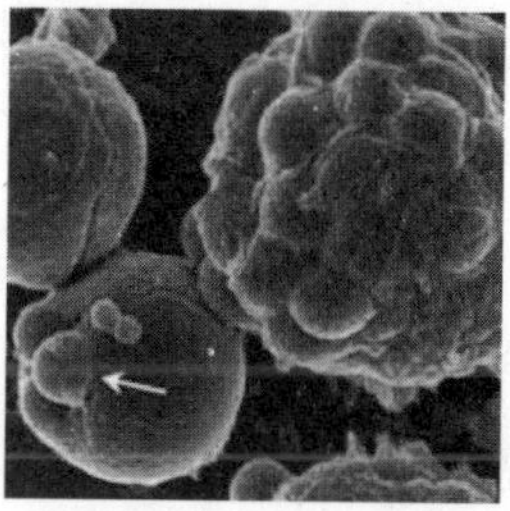

कैरियर (Carrier)

कैरियर ऐसा व्यक्ति होता है जो ऊपर से स्वस्थ दिखता है लेकिन वह संक्रमण को अन्य व्यक्तियों में फैलाने में सक्षम होता है। कैरियर या वाहक में बीमारी के कोई चिह्न अथवा लक्षण नहीं दिखलाई देते हैं।

सी.एस.डब्ल्यू. (C.S.W.)

इसका पूरा नाम कॉमर्शियल सेक्स वर्क्स है। अर्थात यौन व्यापार करनेवाले कर्मी, इनमें स्त्री यौन कर्मी जैसे वेश्याएँ, कॉल गर्ल्स इत्यादि को फीमेल कॉमर्शियल सेक्स वर्क्स (Femal Commercial Sex Workers) या फीमेल सेक्स वर्कर्स (FSW) कहते हैं। इसी तरह पुरुष यौन व्यापार करते हैं तो उन्हें मेल सेक्स वर्कर्स (MSW) कहते हैं।

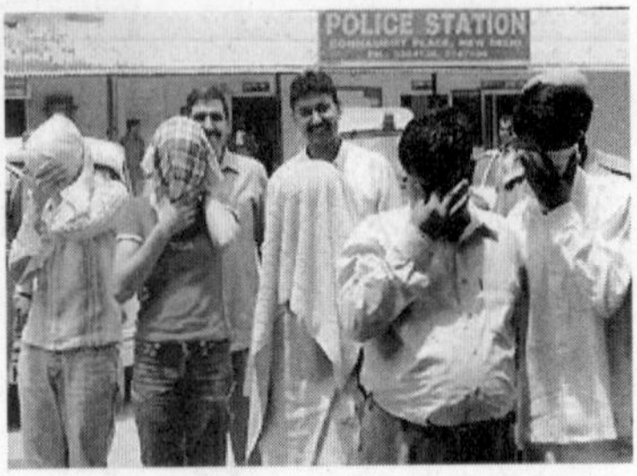

सी.डी.-4 (CD-4)

ये टी-4 लिंफोसाइट्स की सतह पर उपस्थित अभिग्राहक आण्विक पदार्थ है जो एच.आई.वी. के खोल की प्रोटीन जी.पी. 120 से जुड़ जाते हैं। फिर टी-4 विषाणु कोशिका में प्रवेश कर जाता है।

सी.डी.-8

यह टी-8 लिंफोसाइट की सतह पर उपस्थित रहता है।

काउंसिलिंग (Counselling)

काउंसिलिंग संक्रमित व्यक्ति या एड्स रोगी को सहायता करने की एक कला है जिसमें वह अपनी समस्या और उसमें समाधान के बारे में सोचता है।

डी.एन.ए. (D.N.A.)

इसका पूरा नाम डी आक्सी रिवोन्यूक्लिएक एसिड है। यह कोशिका के क्रोमोसोम्स में पाया जानेवाला अनुवांशिक द्रव्य है, जो पैतृक गुणों के वहन के साथ ही अपने जैसी अन्य संरचनाएँ उत्पन्न करने की क्षमता रखता है।

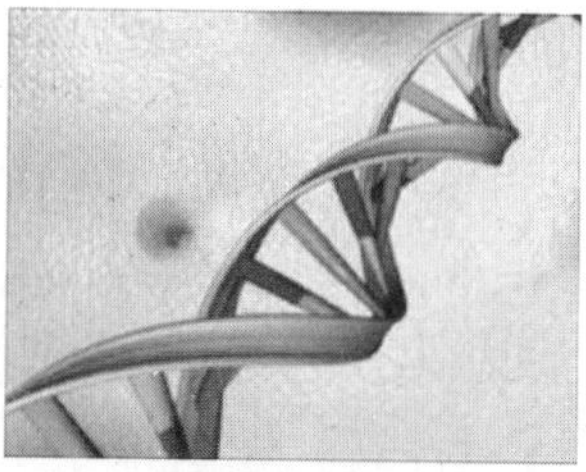

इसका पूरा नाम डायडेनोसिन (Didanosin) है। यह एक नई दवा है जो एड्स रोगी के लिए उपयोगी साबित हो रही है।

डी.डी.सी. (D.D.C.)

जेल्सीटेविन (Zalcitabine) यह भी उपर्युक्त समूह की ही दवा है जो एड्स रोगियों पर आजमाई जा रही है।

एलाइजा (Elisa)

यह एड्स विषाणु के संक्रमण के लिए की जानेवाली प्रारम्भिक जाँच है जिसमें एंटीबॉडीज का पता करते हैं, वैसे यह जाँच अन्य रोगाणुओं के

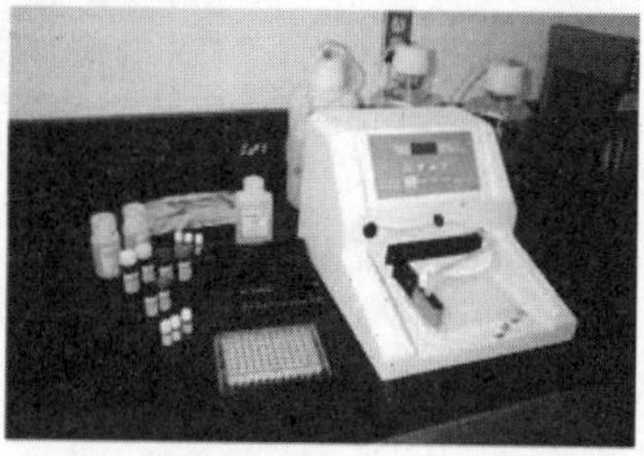

लिए भी की जाती है इसको (एन्जाइम लिंक्ड इम्यूनोसार्वेंट एसे) (Enzyme Linked Immuno Sorbent Assey) कहते हैं, संक्षिप्त नाम एलाइजा (Elisa) अथवा (ई.आई.ए.) (Enzyme Immunso Assay) भी कहते हैं।

फॉल्स नेगेटिव्स (False Negatives)

जब जाँच द्वारा एच.आई.वी. एंटीबॉडीज का पता नहीं चल पाता लेकिन रक्त में ये उपस्थित होते हैं तब ऐसी स्थिति को झूठी ऋणात्मकता या फॉल्स नेगेटिव कहते हैं।

फॉल्स पॉजीटिव (False Positive)

इसी तरह जब रक्त में एच.आई.वी. के लिए एंटीबॉडीज़ उपस्थित नहीं होती लेकिन जाँच के दौरान परिणाम धनात्मक मिलते हैं तब इसे फॉल्स पॉजीटिव कहते हैं।

जी.पी.ए. (G.P.A.)

ग्लोबल प्रोग्राम ऑन एड्स–(Global Programme on Aids) यह कार्यक्रम विश्व स्वास्थ्य संगठन चला रहा है और विश्व में एड्स नियन्त्रण के लिए है।

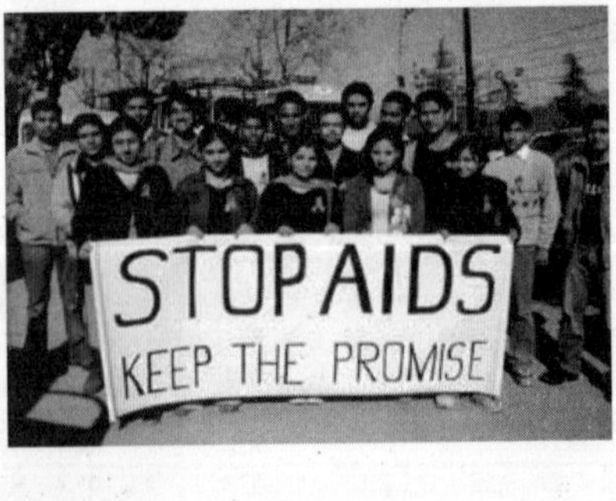

एच.आई.वी.
(H.I.V.)

यह एड्स विषाणु का संक्षिप्त नाम है जिसे ह्यूमेन इम्यूनों डेफिसिएंसी वाइरस कहते हैं।

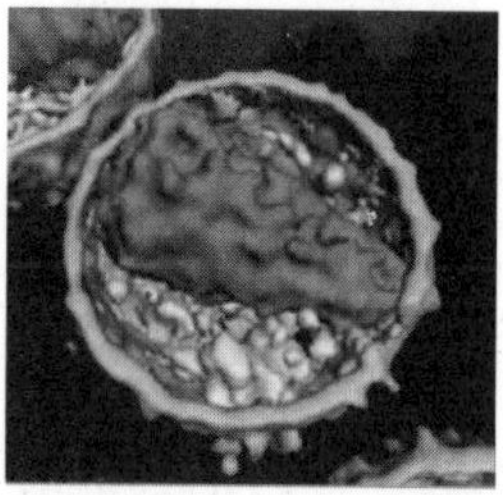

हेपेटाइटिस
(यकृत शोध बी)
(Hepatitis B.)

यह 'बी' प्रकार के वाइरस द्वारा होनेवाली लिवर की बीमारी है। हेपेटाइटिस बी का विषाणु दूषित रक्त और रक्त उत्पादों तथा सुईयों, सीरिंजों द्वारा फैलता है, अर्थात इसके फैलने के माध्यम एड्स संक्रमण के समान हैं।

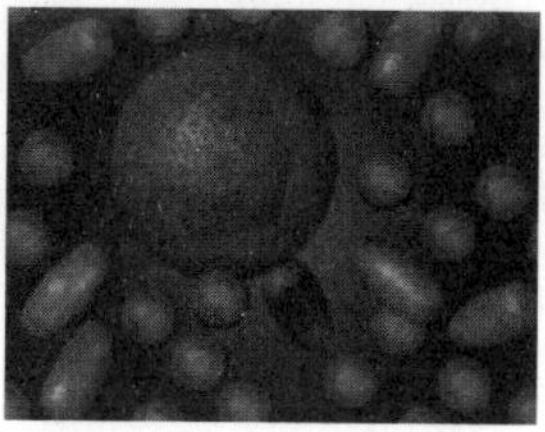

इंसीडेंस
(Incidence)

एक निश्चित समय में निश्चित जनसंख्या में पाए जानेवाले संक्रमित एड्स रोगियों की संख्या को इंसीडेंस कहा जाता है।

आई.ई.सी.
(I. E. C.)

इसका पूरा नाम (Information, Education and Communication) है जिसका हिन्दी में अर्थ है, सूचना, शिक्षा तथा संचार एड्स रोग के प्रति जागृति लाने में इन तीनों का बहुत महत्त्व है।

इंक्यूबेशन पीरियड (Incubation Period)

शरीर में संक्रमण होने तथा रोग के लक्षण मिलने के बीच के समय को इंक्यूबेशन पीरियड कहते हैं। एड्स का इंक्यूबेशन पीरियेड 6 से लेकर 10 वर्ष तक है। छोटे बच्चों में यह समय और कम है।

आई.डी.यू./ आई.वी.डी.यू.

इसका पूरा नाम है–"इनट्रावेनस ड्रग यूजर (Intravenous Drug User) अर्थात् इंजेक्शन द्वारा रक्त वाहिकाओं में नशीली दवाइयाँ लेनेवाले। मणिपुर में इस तरीके से एड्स खूब फैल रहा है।

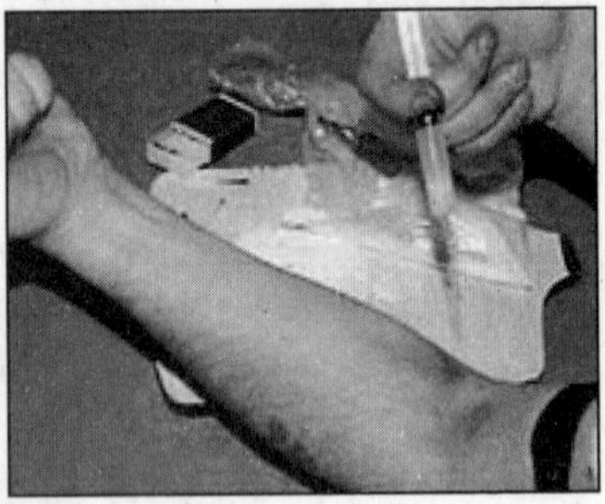

इम्यून डेफिसिएंसी (Immune Deficiency)

जब व्यक्ति का रोग प्रतिरक्षा तन्त्र शरीर की रोगी से रक्षा करने में अक्षम हो जाता है या सन्तोषजनक तरीके के कार्य नहीं करता तो उसे प्रतिरक्षा में कमी अथवा इम्यूनों डेफिसिएंसी कहते हैं।

प्रतिरक्षा तन्त्र (Immune Systems)

शरीर को जीवाणुओं इत्यादि रोग उत्पन्न करनेवाले जीवों से सुरक्षित रखने की प्रक्रिया को सम्पादित करनेवाले अवयवों के समूह को प्रतिरक्षा तन्त्र कहते हैं।

कॉपोसीज सारकोमा (Kaposis Sarcoma)

यह रक्त वाहिकाओं की दीवारों में उत्पन्न रसौली होती है, जो अक्सर एड्स के मरीज में अवसरवादी रोग के रूप में हो जाती है, यह एक तरह का कैंसर ही होता है जो त्वचा में फैलता है।

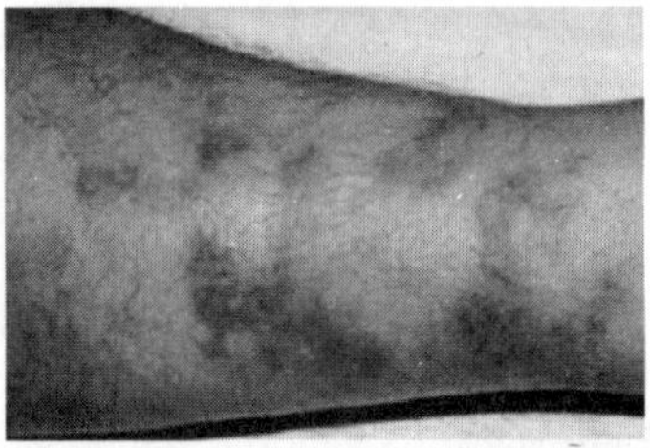

लासिका ग्रन्थियाँ या लिम्फ ग्लेंड्स या नोड्स (Lymph Glands or Lumph Nodes)

ये छोटी-छोटी ग्रन्थियाँ होती हैं जिनमें बड़ी संख्या में श्वेत रक्त कोशिकाएँ एकत्र रहती हैं। कोई संक्रामण जब लिम्फ या लासिका वाहिनियों के द्वारा ग्रन्थियों में आता है तो श्वेतरक्त कोशिकाएँ संक्रमण से शरीर की रक्षा करती हैं।

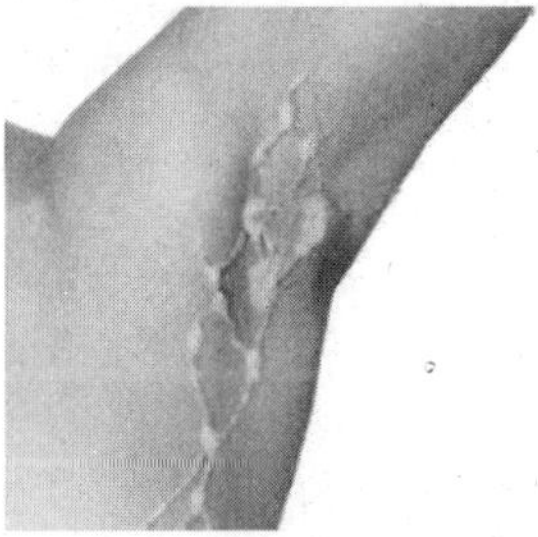

लसिका ग्रन्थियों में सूजन (Lymphodenopethy)

कई तरह के संक्रमण जैसे–फ्लू, लिफोमा तथा एच.आई.वी. का संक्रमण लसिका ग्रन्थियों में सूजन उत्पन्न करते हैं। ये ग्रन्थियाँ सामान्यतः दोनों जाँघों, दोनों कांखों तथा गरदन के दोनों ओर होती है। शरीर के अन्दर पेट इत्यादि में भी ये कई जगह होती हैं।

लिम्फोसाइट्स (Lymphocytis)

ये श्वेत रक्त कोशिकाओं का एक प्रकार है जो शरीर की रोग प्रतिरोधक क्षमता पर नियन्त्रण रखते हैं।

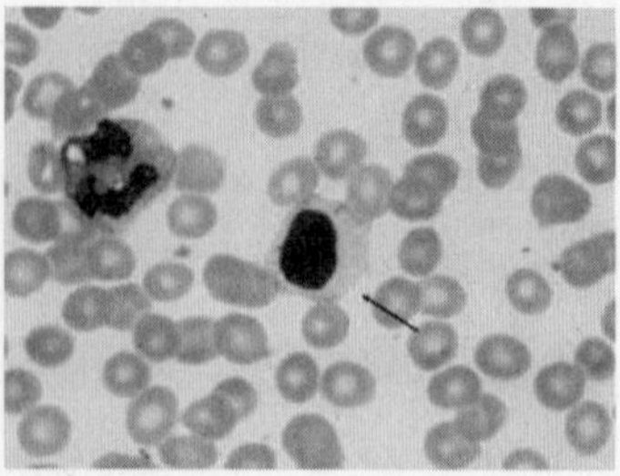

नॉजीकोमिनल (Nosicominal)

ऐसे संक्रमण जो अस्पतालों से होते हैं।

अवसरवादी रोग (Opportunistic Infections)

ये एक तरह से संक्रामण रोग हैं और ऐसे जीवाणुओं, विषाणुओं अथवा फफूंदों (Fungus) इत्यादि द्वारा होते हैं जो एक स्वस्थ शरीर में मौजूद रहते हुए उसमें कोई रोग उत्पन्न नहीं कर पाते लेकिन जब रोग प्रतिरोधक क्षमता कम हो जाती है, (जैसाकि एड्स में) तो फिर ये शरीर में विभिन्न तरह के रोग उत्पन्न करते हैं। विषाणुओं द्वारा उत्पन्न कैंसर भी एड्स रोगियों में हो जाते हैं, तब इस तरह के कैंसर को भी अवसरवादी रोग मानते हैं।

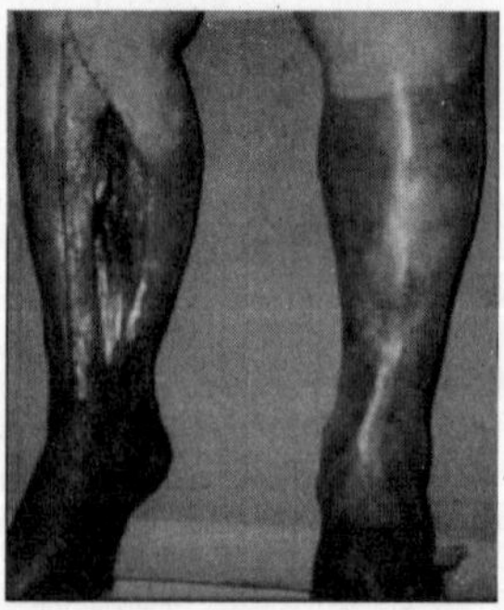

परजीवी (Parasite)

ये ऐसे जीव हैं जो शरीर में रहकर उससे पोषण ग्रहण करते हैं, जैसे–फफूंद इत्यादि। एच.आई.वी. भी परजीवी ही हैं जो शरीर अलग करने पर मर जाता है, क्योंकि उसे पोषण नहीं मिल पाता।

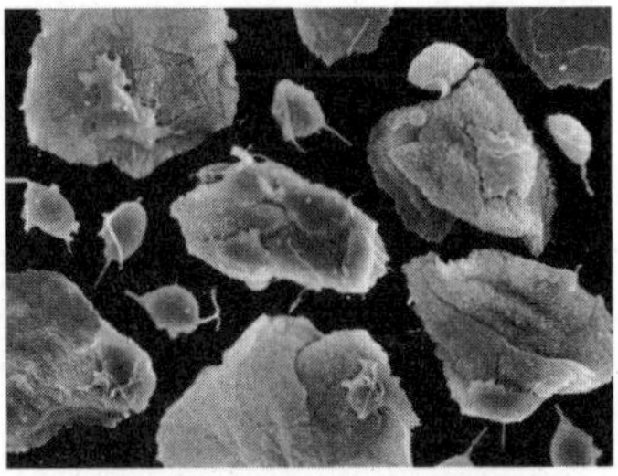

पी.सी.पी. (Pnuenoegstis Carinil Pheunomia)

यह एक अवसरवादी संक्रमण है जो फफूंदों को प्रभावित करता है, और एक तरह की फफूंद जो हवा में रहती है के द्वारा होता है।

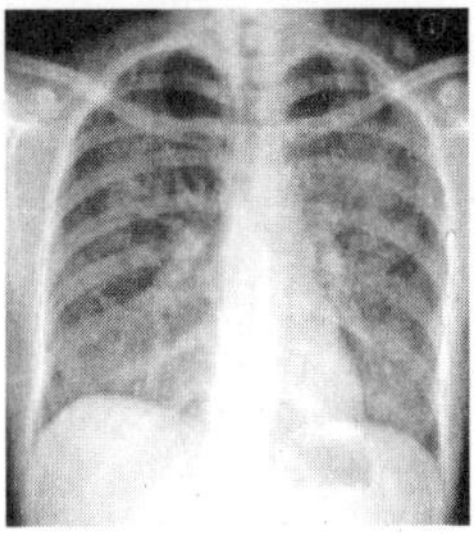

पी.सी.आर. (P.C.R.)

इसका पूरा नाम पोलिमरेज चेन रिएक्शन (Polymerase Chain Reaction) है। यह ऐसी तकनीक है जिसमें पैतृक संरचनाओं (डी.एन.ए.) को आवर्धित करते हैं और विषाणु जैसी छोटी जैविक इकाइयों से सूचना प्राप्त करते हैं। एड्स संकी जाँच में इस तकनीक का महत्त्वपूर्ण योगदान है। भारतीय वैज्ञानिकों ने भी पी.सी.आर. पर काम किया है।

प्रीबेलेंस (Prevalence)	एक निश्चित स्थान पर निश्चित अवधि में एक ही तरह की बीमारी का बार-बार होना।
आर.एन.ए. (R.N.A.)	इसका पूरा नाम टिबो न्यूक्लिएक एसिड है, यह भी अनुवांशिक द्रव्य होते हैं। एच.आई.वी. में केवल आर.एन.ए. होता है, जो शिकार कोशिका (टी-4 सेल्स) के डी.एन.ए. से मिलकर नए विषाणु बनाता है। विषाणु में उपस्थित एन्जाइम टिवर्स ट्रास्क्रिप्टेज इस कार्य में उसकी मदद करता है।

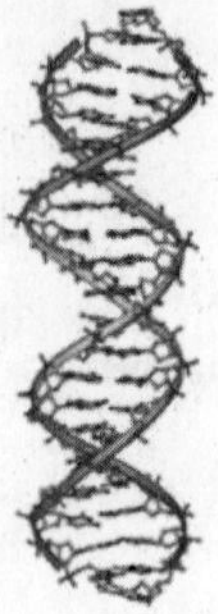

रिट्रोवाइरस (Retrovirus)	ये वे विषाणु या वाइरस होते हैं जिससे उपर्युक्त वर्णित रिवर्स ट्रांस्क्रिप्टेज नामक एंजाइम उपस्थित होता है।

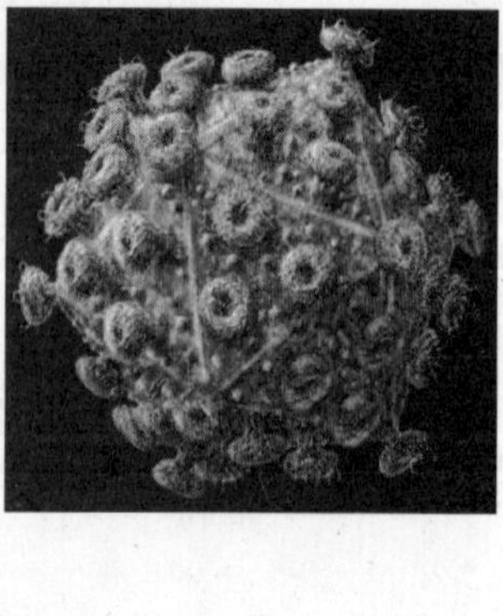

सीरोकनवर्सन (Seroconversion)

यह रक्त द्रव (सीरम) की वह अवस्था है जब एड्स विषाणु से सम्पर्क के पश्चात उसमें एंटीबॉडीज़् का निर्माण होता है। इस समय कई संक्रमित व्यक्तियों को बुखार, लासिका ग्रंथियों में सूजन इत्यादि भी आ सकती है। इसे हिन्दी में रक्त द्रव में बदलाव भी कह सकते हैं।

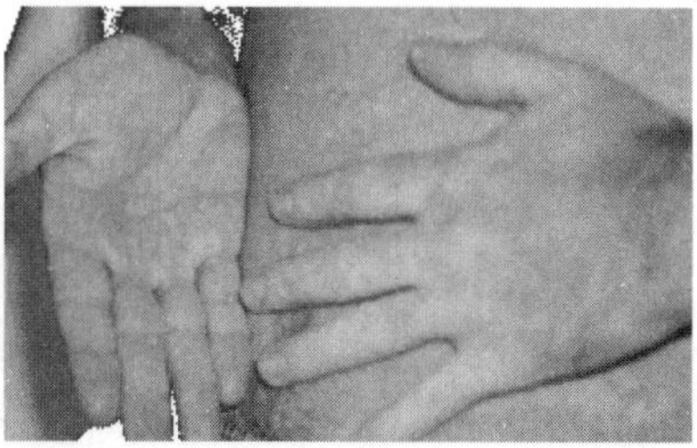

यौन जनित रोग (Sexally Transmitted Diseases)

इसे संक्षिप्त रूप में एस.टी.डी. (S.T.D.) भी कहते हैं। जैसा कि नाम से स्पष्ट है, ये ऐसी बीमारियाँ हैं जो यौन सम्बन्धों के दौरान एक सहभागी से दूसरे सहभागी में पहुँचती हैं।

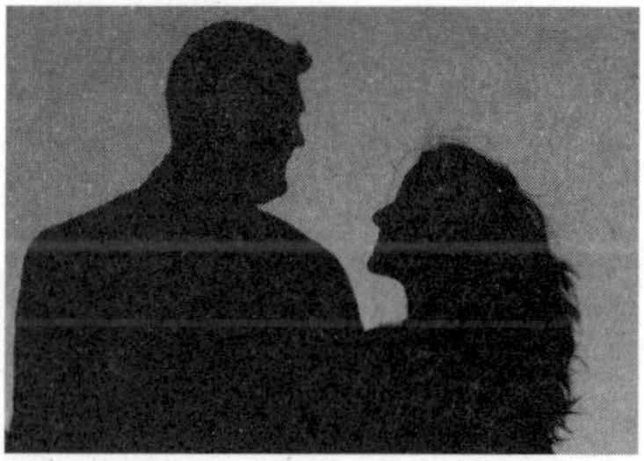

सिन्ड्रोम (Syndrome)

यह चिह्न और लक्षणों की ऐसी शृंखला है जो एक अकेले कारण (Cause) से उत्पन्न होती है। यह कारण विषाणु जीवायु इत्यादि में से कोई एक हो सकता है।

टी कोशिकाओं का अनुपात (T. Cells Ratio)

यह उपर्युक्त वर्णित टी-4 तथा टी-8 कोशिकाओं की संख्या का अनुपात है, जो स्वस्थ व्यक्ति में 2:1 होता है और एड्स मरीज में 0.5:1 या इससे नीचे हो जाता है। इस कारण प्रतिरोधक क्षमता ठीक से कार्य नहीं कर पाती।

वेस्टर्न ब्लॉट (Western Blot)

यह एच.आई.वी. संक्रमण की जाँच की अधिक विश्वसनीय विधि है। इसमें भी एंडीबॉडीज़ का पता किया जाता है। लेकिन यह एलाइजा से अधिक महँगी विधि है। भारत में रोग की पुष्टि इसी जाँच द्वारा की जा रही है।

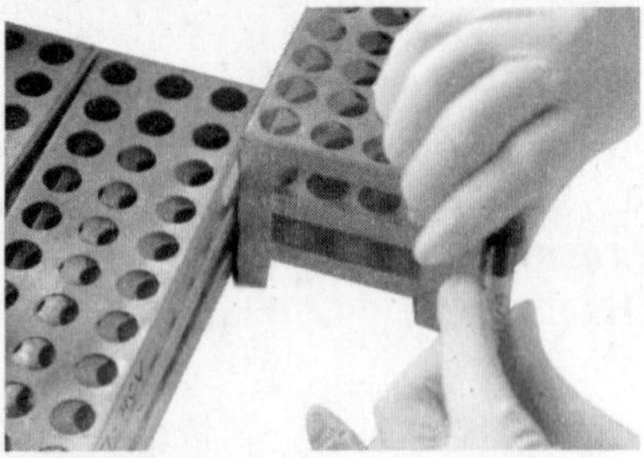

विन्डो पीरियड (Window Period)

संक्रमण के पश्चात् रक्त में तुरन्त एंटीबॉडीज नहीं बनती हैं। इसके लिए 6 सप्ताह से लेकर 6 महीने तक का समय लगता है। (यहाँ तक कि कुछ मामलों में 3 वर्ष पाश्चात् भी एंटीबॉडीज़ नहीं बन पाते) इस समय को बिन्डो पीरियड कहा जाता है।

डब्ल्यू.एच.ओ.
(World Health Organisation)

इसे विश्व स्वास्थ्य संगठन कहते हैं। यह दुनिया के देशों का ऐसा संगठन है जो बीमारियों की रोकथाम, सूचना, शिक्षा, इलाज इत्यादि के लिए सम्मिलित रूप से पूरे विश्व में कार्य करता है। विश्व स्वास्थ्य संगठन एड्स नियन्त्रण में अहम् भूमिका निभा रहा है।